Dr. med. Samuel Pfeifer

Depression

Krankheit der Moderne

SCM Hänssler

SCM

Stiftung Christliche Medien

Weitere Informationen und Unterrichtsmaterialien zur Thematik finden Sie auf der Homepage von Dr. Samuel Pfeifer: www.samuelpfeifer.com

2. Auflage 2011

SCM Hänssler im SCM-Verlag GmbH & Co. KG · 71088 Holzgerlingen
Internet: www.scm-haenssler.de; E-Mail: info@scm-haenssler.de

Umschlaggestaltung: Jens Vogelsang, Aachen
Titelbild: shutterstock.com
Autorenfoto U4: Heiner H. Schmitt
Satz: typoscript GmbH, Walddorfhäslach
Druck und Bindung: CPI – Ebner & Spiegel, Ulm
Printed in Germany
ISBN 978-3-7751-5179-5
Bestell-Nr. 395.179

Inhalt

Kurz und bündig

Geht es Ihnen nicht auch so? Über manch einen Themenbereich würde man gerne als Normalbürger Bescheid wissen (oder muss es vielleicht sogar). Doch was die Fachleute schreiben, ist im Normalfall zu kompliziert und zu umfangreich. Wer hat schon Zeit, sich in jedes Thema wochenlang einzuarbeiten!?

Hier wollen wir Hilfestellung leisten. In *Hänssler kurz und bündig* geben Fachleute, die sich mit einem Thema schon seit Jahren intensiv beschäftigen, kurz und verständlich einen Überblick über das, was man wissen muss, wenn man Bescheid wissen will und mitreden können möchte.

Dabei enthält jeder Band der Reihe *Hänssler kurz und bündig* die folgenden Elemente:

- Fakten und Basisinformationen
- die Diskussion kontroverser Fragen
- praktische Hilfen und Hinweise zum Weiterarbeiten

All das ist so angelegt, dass der Leser sich in zwei bis drei Stunden (also etwa statt des Abendkrimis oder auf einer Zugfahrt) ein Thema in seinen Grundlagen aneignen kann. Die Anwendung im Leben oder das anschließende Gespräch mit anderen wird dann aber sicher etwas länger dauern …

Ich würde mir wünschen, dass dieser kleine Band Ihren Horizont erweitern kann und die Informationen liefert, die Sie suchen.

Thomas Schirrmacher

Vorwort des Herausgebers

Jeden Morgen wachte ich gegen 5:00 Uhr auf, beladen mit schweren Gedanken. Sämtliche Möglichkeiten, was heute und die nächste Zeit schiefgehen könnte, überfielen mich. Längst wusste ich, dass die Gedanken meist verschwanden, wenn ich einfach aufstand, aber aus unerfindlichen Gründen blieb ich liegen und wäre am liebsten gar nicht aufgestanden, wenn der Familientrubel es nicht erzwungen hätte.

Als dann das erste Mal jemand das Wort »Depression« fallen ließ, war ich beleidigt! Ich hatte mein Leben doch im Griff, war Vorbild für andere, hatte nicht viel Grund zum Klagen und überhaupt: Als Christ gab ich doch alle meine Sorgen bei Gott ab, oder? Wie viele Millionen zumindest zeitweise von Depressionen oder von Vorformen betroffen sind und wie viele unterschiedliche Arten der Depression es gibt, war mir damals nicht bewusst.

Ich bin froh, dass mich andere liebevoll angesprochen haben, dass ich akzeptieren konnte, dass jeder in eine depressive Phase fallen kann, dass ich Hilfe in Anspruch genommen habe. Heute weiß ich, dass wir einfach alle offen und ehrlich im Gespräch miteinander sein sollten, wenn wir das Gefühl haben, das Leben nicht mehr bewältigt zu bekommen.

Über Depressionen *kurz und bündig* zu schreiben, ist eine Herausforderung. Da ist das dicke Lehrbücher füllende notwendige Fachwissen, das allgemein verständlich dargestellt werden muss, da muss man Erfahrung im Gespräch mit den unterschiedlichsten Menschen haben, da gilt es, ein Problem, das es immer nur in individueller Ausprägung gibt, etwa in Vorträgen oder Broschüren vielen Menschen zu erläutern.

Ich bin froh, dass wir in Dr. Samuel Pfeifer einen solchen Autor gefunden haben. Als Leiter einer Klinik für Psychiatrie und Psychotherapie hat er viele Menschen persönlich begleitet. Durch seine Seminare hat er vielen geholfen. Als Arzt und

Christ ist er bekannt dafür, dass medizinisches und psychologisches Fachwissen sehr gut zu dem Wunsch des Seelsorgers passen, Menschen ganzheitlich und umfassend zu helfen.

Thomas Schirrmacher

I. Leben im Schatten

Einleitung

»Wenn ich nur wüsste, was mit mir los ist!«, schrieb mir eine Frau in den mittleren Jahren. »Wenn ich aufstehe, fühle ich ein innerliches Vibrieren und eine tiefe Kraftlosigkeit. Meine ganze Kreativität ist spurlos verschwunden. Alles Planen fällt mir schwer und der Gedanke an kleinste Aufgaben erdrückt mich schon. Es ist, als würde eine Faust mein Herz umkrallen – manchmal fällt es mir schwer, tief einzuatmen. Ich wage mich nicht ›loszulassen‹, weil ich sonst sofort anfange zu weinen – ohne irgendeinen Grund! Ich funktioniere ganz gut: Haushalt, Kinder. Aber Telefongesprächen und persönlichen Begegnungen gehe ich eher aus dem Weg, weil ich zu wenig Kraft dafür habe. In die Gemeinde zu gehen, fällt mir schwer – ich hoffe dann, niemand will etwas von mir und fragt mich, wie es mir geht. Obwohl ich doch sonst Kraft aus dem Glauben schöpfe, scheint mein Gebet jetzt nur bis zur Decke zu gehen. Es ist, als hätte man mein farbiges Leben auf Schwarz-Weiß reduziert. Können Sie mir helfen?«

Depressionen sind die Krankheit unserer Zeit schlechthin geworden. Immer mehr Menschen klagen über Energielosigkeit, mangelndes Selbstwertgefühl, Niedergeschlagenheit und Hoffnungslosigkeit.

Prof. Paul Kielholz, einer der Pioniere der Depressionsforschung, schreibt dazu: »Diese Zunahme ist einerseits auf die Verbesserung der Diagnostik und der Therapien der depressiven Zustände zurückzuführen, andererseits liegen deren Ursachen in der Beziehungslosigkeit und Vereinsamung der Menschen in unserer Konsum- und Wegwerfgesellschaft.«

Der Theologe Paul Schütz bezeichnete die Schwermut als Massenerkrankung. »Die Schwermut quillt in einer Blutung, die unstillbar ist, aus jeder mit sich selbst und mit der Welt unreinen Seele.«

In der Tat zeigen die Statistiken: Jede vierte Frau unter 30 Jahren hat schon einmal mit seelischen oder körperlichen Symptomen einer Depression einen Arzt aufgesucht.

In unserer Zeit gibt es so manches neue Wort, von »Burnout« bis zum »Chronic Fatigue Syndrom«. Und doch ist Depression ein altes Phänomen, gleichsam eine Grundbefindlichkeit des Menschen in Einengungs- und Belastungssituationen. Schon in den Psalmen werden in eindringlicher Sprache depressive Symptome geschildert.

Depressionen machen auch nicht halt vor gläubigen Menschen. Die Verdunkelung der Glaubensgewissheit, die Unfähigkeit zu beten und die nagenden Schuldvorwürfe erleben sie besonders schmerzlich.

Dieses Buch soll einen Überblick über den heutigen Stand der Depressionsforschung und damit Hilfe für ein besseres Verständnis geben.

Häufigkeit und Symptome einer Depression

Depression – das bedeutet verminderte Lebensfreude, belastete Beziehungen und herabgesetzte Leistungsfähigkeit. Die Weltgesundheitsorganisation WHO spricht von »verlorenen Jahren mit Lebensqualität« (YLD). Depression ist weltweit die Hauptursache für die Einschränkung der Arbeitsfähigkeit und steht an dritter Stelle derjenigen Krankheiten, an denen die Menschen am häufigsten leiden, noch vor Herz-Kreislauf-Erkrankungen oder Krebs – Tendenz steigend. Depressionen kommen in allen Ländern und Kulturen vor – über 120 Millionen Menschen sind davon betroffen. Die folgenden Zahlen zeigen etwas von der Häufigkeit: 15 bis 20 Prozent der Bevölkerung fühlen sich an einem beliebigen Stichtag depressiv. Drei Prozent erkranken im Verlauf eines Jahres an einer schweren Depression. Und ca. 0,6 Prozent erkranken im Verlauf ihres Lebens an einer manisch-depressiven Störung (vgl. Seite 29).

Frauen sind drei- bis viermal häufiger von einer Depression betroffen als Männer. Die Gründe sind vielfältig: Sind sie sensibler? Hatten sie eine schwierige Kindheit? Sind sie eher bereit, über ihre Gefühle zu reden, während die Männer ihren Zustand mit Arbeit (oder Alkohol) überdecken? Sind sie vermehrt von ihrem hormonellen Zyklus abhängig? Oder leiden sie an der Mehrfachbelastung von Familie, Haushalt und Arbeit? Schon diese wenigen Fragen zeigen etwas von der Vielgestaltigkeit möglicher Ursachen zwischen Persönlichkeit (Temperament), Familiengeschichte, biologischen Gegebenheiten und Belastungen des Alltags.

Vier Basissymptome

Wir unterscheiden vier große Basissymptome:

A. *Die depressive Verstimmung der Gefühle*
Freudlosigkeit, tiefe »vitale« Traurigkeit, innere Unruhe und Angst, Reizbarkeit, Gefühl der Leere, Entmutigung, Schuldgefühle, Hoffnungslosigkeit, Gefühl der Gefühllosigkeit und Abstumpfung.

B. *Störungen des Denkens*
Allgemeine Verlangsamung, depressive Gedankeninhalte (negative Sicht von sich selbst, der Umwelt und der Zukunft), »kognitive Denkfehler« (vgl. kognitive Verhaltenstherapie), Grübeln, Entschlussunfähigkeit, Konzentrations- und Gedächtnisprobleme, in schweren Fällen depressive Wahnideen (groteske Vorstellungen der Verarmung, der Versündigung und des Versagens).

C. *Motorische Störungen*
Bewegungsarmut, depressive Erstarrung, Verlangsamung, Maskengesicht, hängende Schultern. Oder aber: äußerlich sichtbare Unruhe (»sich die Haare raufen«), Getriebenheit, leerer Beschäftigungsdrang.

D. *Körperliche/vegetative Störungen*
Kraftlosigkeit und fehlende Frische, rasche Erschöpfbarkeit, Schlafstörungen, Kopfschmerzen, Schwindelgefühl, Mundtrockenheit, Druck- und Engegefühl im Hals und über der Brust, Schweißausbrüche, Herzklopfen, Herzbeklemmung, inneres Beben, Gewichtsabnahme, Magenschmerzen, Magendruck, Blähungen, Verstopfung, chronischer Durchfall, Harndrang, Unterleibsschmerzen, rheuma-ähnliche chronische Schmerzzustände, gestörte Sexualfunktion.

Schlüsselfragen zur Erfassung einer Depression

Folgende Fragen können helfen, eine Depression festzustellen. Je mehr Fragen mit Ja (bzw. im Sinne einer Depression) beantwortet werden, desto ausgeprägter ist die Depression.

- Können Sie sich noch freuen?
- Haben Sie weniger Interesse als früher?
- Sind Sie weniger initiativ als früher? Vernachlässigen Sie Dinge, die Ihnen früher wichtig waren?
- Fühlen Sie sich tagsüber erschöpft, ohne Schwung?
- Sind Sie körperlich erschöpft, ohne dass sich ein medizinischer Grund findet?
- Fühlen Sie sich nervös, innerlich gespannt, ängstlich?
- Fällt es Ihnen schwerer als sonst, Entscheidungen zu treffen?
- Leiden Sie an Schlafstörungen?

- Haben Sie Schmerzen, verspüren Sie einen Druck auf der Brust?
- Haben Sie wenig Appetit, haben Sie an Gewicht verloren?
- Haben Sie Schwierigkeiten in sexueller Hinsicht?
- Neigen Sie in letzter Zeit vermehrt zum Grübeln?
- Plagt Sie das Gefühl, Ihr Leben sei sinnlos geworden?

Diagnostische Fragebogen

Zur Messung der Depression und zur Überprüfung des Therapiefortschrittes werden verschiedene Fragebogen verwendet.

Beck'sches Depressions-Inventar (BDI): Dieser Selbstbeurteilungsbogen wurde vom Begründer der kognitiven Therapie der Depression (Aaron T. Beck) entwickelt. Die 21 Themen werden jeweils in vier Aussagen aufgeteilt, die unterschiedliche Schweregrade beschreiben. Ein Beispiel:

0 = Ich fühle mich nicht als Versager.
1 = Ich habe das Gefühl, öfter versagt zu haben als der Durchschnitt.
2 = Wenn ich auf mein Leben zurückblicke, sehe ich bloß eine Menge Fehlschläge.
3 = Ich habe das Gefühl, als Mensch ein völliger Versager zu sein.

Hinweis: Der Gesamt-Fragebogen ist abgedruckt in dem Buch: Beck, A.T. et al. Kognitive Therapie der Depression, Weinheim 2001.

Hamilton Depressionsskala (HAMD): Fremdbeurteilungsbogen für Ärzte und Therapeuten. Dabei werden die oben genannten Schlüsselfragen systematisch erfasst.

Nun ist bei diesen Fragebogen zu beachten, dass der Zahlenwert allein noch nicht genügend aussagt über die Schwere des depressiven Zustandsbildes. Oft kommt es auf die zusätzlichen Problemkreise an, die den Menschen belasten. Da kommen etwa schwere Schmerzen nach einem Unfall dazu oder ein Diabetes, bei dem die depressive Person nicht mehr richtig auf die Ernährung oder die Insulindosis achtet. Bei anderen sind es Selbstverletzungen oder eine Bulimie, die das Bild komplizieren. Betroffene junge Frauen können zwar äußerlich aktiv und zeitweise fröhlich wirken, leiden jedoch innerlich viel mehr, als es der Zahlenwert eines Fragebogens erscheinen lässt.

Kriterien einer depressiven Episode (nach DSM IV)

A. Verlust von Interesse und Freude an allen oder fast allen Aktivitäten und Zerstreuungen. Gemütsverstimmung: depressiv, traurig, trübsinnig, niedergeschlagen, tief am Boden, reizbar. Rasche Gefühlsschwankungen sind hingegen nicht typisch für eine Depression.
B. Mindestens vier der folgenden Symptome müssen nahezu jeden Tag wenigstens zwei Wochen lang bestanden haben:

1. Schlechter Appetit oder erhebliche Gewichtsabnahme (ohne Diät) oder Appetitsteigerung mit Gewichtszunahme.
2. Schlaflosigkeit oder vermehrter Schlaf.
3. Innere und äußere Ruhelosigkeit oder Verlangsamung.
4. Verlust von Interesse oder Freude an allen üblichen Aktivitäten oder Nachlassen der Sexualität.
5. Energieverlust, Erschöpfung.
6. Gefühl der Wertlosigkeit, Selbstvorwürfe oder übermäßige und ungerechtfertigte Schuldgefühle.
7. Klagen über verminderte Denk- und Konzentrationsfähigkeit, Entscheidungsunfähigkeit.

8. Wiederkehrende Gedanken an den Tod, Todeswunsch, Selbstmordgedanken oder Selbstmordversuch.

C. An eine andere Krankheit muss gedacht werden, wenn nicht depressive Wahnideen und bizarres Verhalten auftreten oder wenn die Depression sich an eine vorausgegangene Psychose anschließt.

(Vereinfachte Formulierungen in Anlehnung an das DSM IV = Diagnostisches und Statistisches Manual psychischer Störungen, 4. Revision.)

Depression und Angst

Depression und Angst haben viele gemeinsame Symptome, so etwa

- Anspannung und Erregung
- Herzklopfen, Verdauungsbeschwerden
- Sorgen
- Schlafstörungen
- Energiemangel, Erschöpfung
- Konzentrationsschwierigkeiten
- chronische Schmerzen

Das gemeinsame Auftreten von Angst und Depression geht einher mit einem schwereren Verlauf, vermehrter Inanspruchnahme medizinischer Dienste und größerer Einschränkung der Arbeitsfähigkeit. Abbildung 1 zeigt die Überlappung der Depression mit anderen Zustandsbildern (man spricht hier auch von Komorbidität).

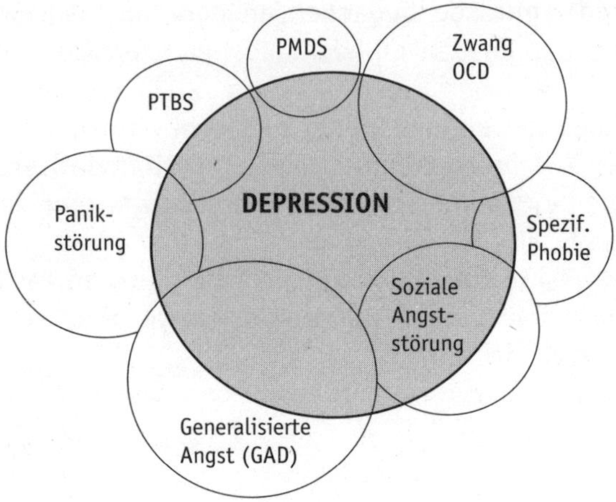

Abb. 1: Depression hat viele Berührungspunkte mit anderen Störungen. PTBS = Posttraumatische Belastungsstörung, PMDS = Prämenstruelles depressives Syndrom, OCD = Obsessive Compulsive Disorder.

Die Entstehung der Depression – ein komplexes Geschehen

Bei jeder Depression spielen viele komplexe Faktoren mit (Abbildung 2). Beginnen wir beim Gehirn, diesem Wunderwerk der Schöpfung und seinen rund 10 Milliarden Nervenzellen. Jede dieser Zellen hat zudem etwa 100 Fortsätze, die über ein kleines druckknopfartiges Plättchen (die Synapse) mit den andern Nervenzellen Kontakt aufnehmen. In diesen Synapsen wird (unter vielen anderen) der Botenstoff Serotonin übertragen. Ist er erniedrigt, so verlangsamen sich – vereinfacht gesprochen – die Denkprozesse im Gehirn, ein Vorgang, den der betroffene Mensch als Depression erlebt.

Ich bin mir völlig bewusst, dass diese Beschreibung eine grobe Vereinfachung darstellt. Fakt ist, dass Medikamente, die Serotonin in der Synapse erhöhen, hilfreich gegen Depressionen sein können. Doch es wäre eine Illusion zu meinen, man könnte im Gehirn die Verteilung von Serotonin mithilfe einer Bildgebung messen. Dieser Ansatz wäre ähnlich aussichtslos wie der Versuch, mithilfe eines Satellitenfotos herauszufinden, warum der Toaster bei Ihnen zu Hause nicht funktioniert. Im Übrigen gibt es heute noch viel mehr Theorien um eine ganze Anzahl Botenstoffe, die in der wissenschaftlichen Forschung diskutiert werden.

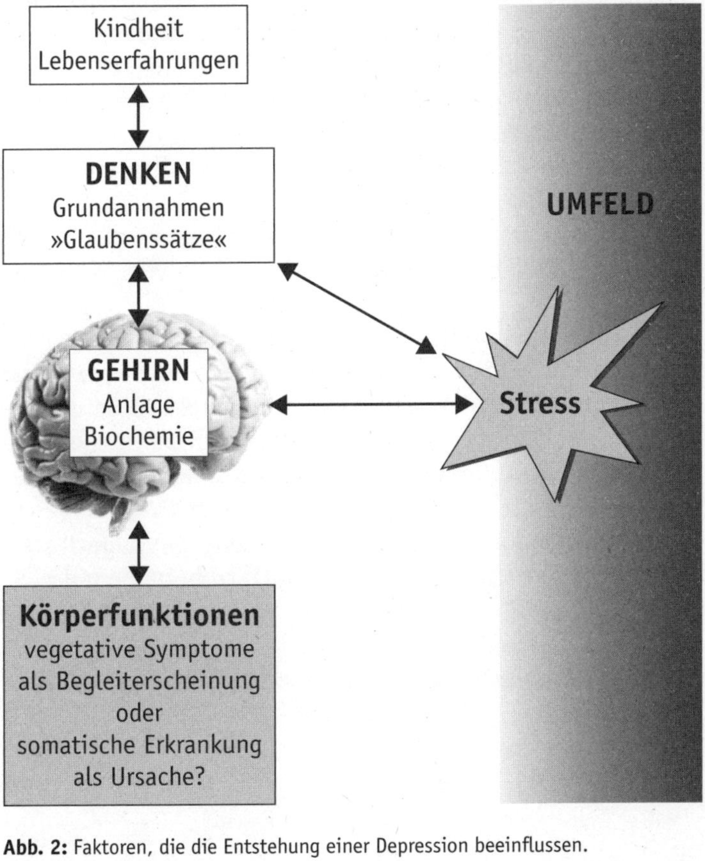

Abb. 2: Faktoren, die die Entstehung einer Depression beeinflussen.

Und dennoch wissen wir heute, dass alle Denkvorgänge sowie die Steuerung unserer Körperfunktionen im Gehirn stattfinden. Der Mensch selbst aber erlebt viel häufiger dieses ganz persönliche Leiden an seiner Unruhe, an seiner Niedergeschlagenheit, ja, an seinen körperlichen Missempfindungen als tiefste seelische Betroffenheit, die er nicht nur im Gehirn empfindet.

In vielen Kulturen ist es das Herz, das wehtut – und auch in der Bibel finden wir schon die Klage, dass »Leib und Seele« verschmachten. Der Körper spielt also ganz entscheidend mit bei einer Depression. Da sind zum einen die Symptome, die wir bereits aufgezählt haben. Zum andern aber können chronische Schmerzen und körperliche Behinderung einen Menschen so nachhaltig niederdrücken, dass er eine Depression entwickelt. (Die Gabe von Antidepressiva kann übrigens auch einen chronischen Schmerz deutlich verbessern.)

Oft hat eine Depression ihre Wurzeln in den frühen Jahren des Lebens. Nicht wenige Kinder sind schon von Geburt an nachdenklicher, schwermütiger und sensibler (vgl. das Buch »Der sensible Mensch«, Samuel Pfeifer, 2006). Werden sie ermutigt und gefördert, so können sie das Leben ganz gut schaffen (sie bleiben aber anfällig für depressive Gedankenmuster). Andere aber erleben zusätzlich Entbehrungen und einschneidende Erfahrungen der Gewalt, Abwertung und Beschämung. Bei ca. 25 Prozent der depressiven Patientinnen in einer Klinik fand in der Kindheit ein sexueller Missbrauch statt (bei 75 Prozent aber nicht, was es auch zu betonen gilt).

Einer der größten Risikofaktoren für eine spätere Depression ist der frühe Verlust eines Elternteils, sei dies durch den Tod der geliebten Mutter oder das Zerbrechen der elterlichen Ehe.

Die verletzliche Persönlichkeit

Aus dem vielschichtigen Geflecht der Kindheitserlebnisse wachsen entweder Selbstvertrauen oder aber diejenigen Gefühle, die das depressive Denken fördern und prägen: Minderwertigkeitsgefühle, überhöhte Erwartungen an sich und andere, Selbstabwertung, Hemmungen und Ängste, Unselbstständigkeit und Abhängigkeit von anderen Menschen. Bei manchen Menschen bildet sich schon früh eine schwermütige oder melancholische Persönlichkeit aus.

Hier sind einige typische Kennzeichen einer zu Depressionen neigenden Persönlichkeit (nach Akiskal): 1. still, introvertiert, passiv und zurückhaltend, 2. trübsinnig, pessimistisch, ernsthaft, humorlos, 3. selbstkritisch, zu Selbstvorwürfen und Selbstabwertung neigend, 4. skeptisch, kritisch gegen andere, schwer zufriedenzustellen, 5. gewissenhaft, verantwortungsbewusst, selbstdiszipliniert, 6. grüblerisch und sorgenvoll, 7. beschäftigt mit negativen Ereignissen, Insuffizienzgefühle, Versagensgefühle hegend.

Menschen mit einer derart verletzlichen Persönlichkeit sind anfälliger für Depressionen als andere. Bei ihnen bilden sich auch Gedankenmuster aus, die einen Grauschleier über das Leben legen. Aaron Beck, der Begründer der Kognitiven Therapie, hat einmal von »Glaubenssätzen« gesprochen. Die Gedanken kreisen dabei häufig um die Themen Annahme und Ablehnung oder Erfolg/Misserfolg. Einige Beispiele:

- »Um glücklich zu sein, muss ich von allen Menschen akzeptiert werden.«
- »Ich kann ohne ihn (sie) nicht sein.«
- »Um glücklich zu sein, muss ich bei allem, was ich unternehme, Erfolg haben.«
- »Wenn jemand eine andere Meinung hat, dann mag er mich nicht.«

Nun entsteht eine Depression aber nicht nur im innerseelischen Raum. Jeder Mensch lebt in einer Umwelt, und die ist nicht immer freundlich. Da lebt jemand in einer konfliktreichen Ehe, vielleicht hat der Ehemann ein Alkoholproblem, ein anderer ist arbeitslos und fühlt sich wertlos und unnütz, und wieder eine andere Person ist mit der Pflege der betagten Mutter schwer belastet. Die Schicksale sind so vielfältig wie die Menschen, die uns begegnen.

Und doch haben manche Menschen die schier unerschöpfliche Kraft, auch schwerste Umstände zu bewältigen: Sie packen die Aufgaben an, die ihnen das Leben aufbürdet, stellen sich selbstlos hintan, wenn nur ihre Kinder es besser haben, placken sich von morgens bis abends ab, um die Familie zu ernähren. Warum werden sie nicht depressiv? Antworten gibt ein neuer Forschungszweig der Psychologie, der sich mit der Widerstandskraft, der »Resilienz« der Menschen beschäftigt.

Bei manchen Menschen wird dann aber die Last zu schwer. Ganz allmählich verschiebt sich das Gleichgewicht von der Tatkraft zur Erschöpfung, von der Zuversicht zur Hoffnungslosigkeit, und bald entsteht das Vollbild einer Depression. Bei anderen ist es vielleicht ein belastendes Ereignis, das, einem Erdbeben gleich, die bereits zerbrechlichen Persönlichkeitsstrukturen erschüttert und die betroffene Person in eine depressive Verzweiflung katapultiert, von der sie sich wochen- und monatelang nicht mehr erholt. Alle diese Ereignisse bezeichnen wir als »Stress« (oder im Englischen »stressful life events«).

Die Formen der Depression

Depression ist nicht gleich Depression. Die Ursachen sind erstaunlich vielfältig. Abbildung 3 zeigt schematisch zwei große Achsen. Da ist einmal der körperlich orientierte (somatogene) Pol: Dazu gehören körperliche Ursachen einer Depression und die genetische Veranlagung (die auch als »endogen« bezeichnet wird). Auf der anderen Seite ist der »psychogene« Pol. Dieser umfasst alle Auslöser einer Depression, die in der Lebensgeschichte eines Menschen verständlich machen, dass es zu einem seelischen Einbrechen in eine Depression kommen kann.

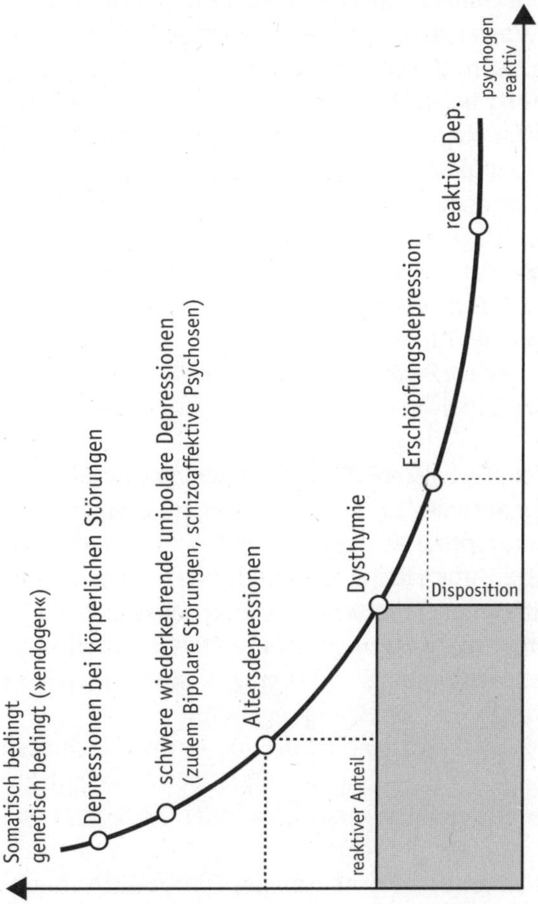

Abb. 3: Verschiedene Formen der Depression zwischen den Polen einer psychogenen Entstehung oder einer Auslösung durch körperliche/genetische Faktoren (Erklärung im Text).

Endogen oder reaktiv?

In der heutigen Diagnostik der Depression unterscheidet man nicht mehr scharf zwischen endogen und reaktiv. Fast immer sind nämlich beide Anteile zu beobachten. Dies erklärt, warum der eine beim Tod eines lieben Angehörigen in eine Depression verfällt, während der andere davon verschont bleibt und den Verlust bewältigt. Wir gehen also von einer endogenen Disposition (oder »Vulnerabilität«, Verwundbarkeit) für die Entstehung einer Depression aus.

So unterscheidet man heute:

A. Depressive Episoden leichten bis schweren Grades (einmalig oder wiederholt)
B. Bipolare Störungen
C. Depressive Anpassungsstörungen leichteren Grades (kurz oder lang)

Bei einer Depression mit endogenem Schwerpunkt sind folgende Symptome fast immer vorhanden: erbliche Belastung – Entstehung ohne ausreichenden Grund; frühes Erwachen – Morgentief, abendliche Besserung. Dazu kommen manchmal folgende Besonderheiten: eine psychogene oder körperliche Auslösung; von Anfang an tiefe, »vitale« Traurigkeit; schwere Selbstbeschuldigungen oder eine abnorme Krankheitsangst, Verarmungs- und Versündigungswahn.

Besonders dramatisch ist der sogenannte »Schaltereffekt«, die plötzliche Aufhellung der Depression innerhalb kurzer Zeit ohne ausreichenden Grund. Ich erinnere mich noch gut an jene 60-jährige Frau, die wegen einer schwersten Depression über Monate in unserer Klinik war. Sie kehrte nach Hause zurück, ohne wirklich eine Besserung erlebt zu haben, mit hängenden Schultern, schleppendem Gang und ohne große Hoffnungen. Drei Monate später stand eine vitale, strahlende Frau an meiner Tür und fragte mich: »Erkennen Sie mich noch? Wissen Sie, wie ich heimgegangen bin? An mir ist ein Wunder geschehen. Dabei war jeder Tag so trüb wie der andere. Eines Morgens aber wachte ich früher auf und spürte, etwas ist anders geworden. Ich hörte die Vögel draußen pfeifen, sah den ersten Sonnenstrahl und schwang mich aus dem Bett. Um sieben war ich in der Küche und kochte für mich und meinen Mann Kaffee. Seither geht es mir wieder gut – einfach so!«

Eigentlich würde ich Ihnen gerne die Geschichte mit einem guten Grund für dieses »Erwachen aus der Depression« anreichern – einer wundersamen Kur, einer Wallfahrt oder einem glaubensvollen Gebet. Doch nichts von alledem war vorangegangen – endogene Depressionen können so verlaufen. Dennoch war diese Frau Gott unendlich dankbar für diese plötzliche Wendung ihres Schicksals – für sie war es ein Wunder im besten Sinne.

Die sechs Formen der Depression

Reaktive Depression

Eine reaktive Depression wird – wie der Name schon sagt – als Reaktion auf ein Ereignis ausgelöst. Beispiele sind der Tod eines lieben Menschen (oder eines lieben Tieres), das Zerbrechen einer Freundschaft, der Verlust der Arbeitsstelle oder die plötzliche Mitteilung einer Krebserkrankung. Viele dieser Ereignisse könnte man also unter dem Stichwort »Verlust« zusammenfassen. Dieser kann so schwer wiegen, dass auch eine Person in eine Depression fällt, die sonst tatkräftig, psychisch stabil und zuversichtlich ist.

Erschöpfungsdepression

Etwas anders ist die Sachlage bei einer Erschöpfungsdepression, die heute oftmals auch als »Burn-out« bezeichnet wird. Warum kann eine Bauernfrau mit fünf Kindern und einem großen Hof die Arbeit problemlos bewältigen, während eine andere Frau mit zwei Kindern und einem kleinen Haushalt in eine Erschöpfungsdepression fällt? Die Antwort liegt in der sogenannten »Disposition«. Man versteht darunter eine psychische, genetische oder erworbene Anfälligkeit für die Ausbildung einer Krankheit. In der Bibel wird hier das Wort »Schwachheit« gebraucht (vgl. »Die Schwachen tragen«, Samuel Pfeifer, 2008). Die Forschung hat in den letzten Jahren viele Faktoren gefunden, die zum seelischen Ausbrennen (»Burn-out«) führen – für die Details sei auf die reichhaltige Literatur zum Thema verwiesen.

Dysthymie

Weniger bekannt, aber nicht weniger schmerzlich ist eine Depressionsform, die heute als »Dysthymie« bezeichnet wird.

Fallbeispiel: Veronika H. war 34, als ich sie kennenlernte, äußerlich eine gepflegte Frau, die einen anspruchsvollen Beruf in einem Landesamt ausübte. Im Vordergrund ihrer Beschwerden standen Schlafstörungen, ständiger Kopfdruck, innere Unruhe, Anspannung, ein dauerndes Gefühl der Schwere. »Ich habe viel über mich nachgedacht«, sagte sie mir. »Hier sind einige Eindrücke, die mir wichtig wurden: Die Kindergärtnerin sagte schon meinen Eltern: Sie haben ein Kind mit viel Temperament, das es nicht auslebt! So fühle ich mich heute noch. Mit 11 Jahren entwickelte ich Heuschnupfen, der mich bis heute plagt. Mit 12 wurde ich geschlechtsreif, aber ich konnte meine Sexualität nie richtig entfalten, obwohl mein Mann viel Verständnis für mich hat. In der Pubertät hatte ich oft verspannte und hochgezogene Schultern, ein Zeichen von Unsicherheit, das aber nach außen oft als arrogant erlebt wurde. Eigentlich bin ich auch heute noch sehr unsicher. Anfang 20 wachte ich morgens auf mit dem Gefühl, mein Gesicht sei nicht entspannt. Bis heute habe ich das Gefühl, geschwollene Augen zu haben. Seit ich 27 bin, habe ich Schlafprobleme. Ich weiß nicht, wie ich das Leben schaffen soll. Ich bin zwar nicht richtig depressiv, aber ständig müde und erschöpft. Ich gehe wohl zur Arbeit, aber daneben habe ich fast keine Kraft für mein Privatleben.«

Menschen mit Dysthymie leiden über Jahre hinweg an einer depressiven Grundstimmung, die sie alle Erfahrungen in einer negativen Weise erleben lässt. Oftmals leiden sie vermehrt an körperlichen Beschwerden und psychischen Verstimmungen.

Im DSM IV werden folgende Kriterien betont:

A. Depressive Verstimmung, die die meiste Zeit des Tages, mehr als die Hälfte aller Tage, entweder vom Patienten selbst berichtet oder von anderen beobachtet, mindestens 2 Jahre lang andauert.
B. Während der depressiven Verstimmung bestehen mindestens zwei der folgenden Symptome:
   - Appetitlosigkeit oder übermäßiges Bedürfnis zu essen
   - Schlaflosigkeit oder übermäßiges Schlafbedürfnis
   - wenig Energie oder Erschöpfung
   - niedriges Selbstwertgefühl
   - geringe Konzentrationsfähigkeit oder Entscheidungsschwierigkeiten
   - Gefühl der Hoffnungslosigkeit
C. Während einer Zweijahresperiode der Störung gab es keinen Zeitraum von mehr als zwei Monaten ohne die oben genannten Symptome.
D. Oftmals werden im Vorfeld einer depressiven Neurose andere Störungen beobachtet, wie z. B. Anorexia Nervosa, Somatisierungsstörung (vermehrte körperliche Beschwerden ohne organischen Befund), Medikamentenabhängigkeit, Angststörungen oder rheumatoide Arthritis.

Der deutsche Psychiater Frommer (1995) hat zusammen mit seinen Mitarbeitern in einem sehr lesenswerten Artikel Faktoren herausgearbeitet, die häufig von Menschen mit einer neurotischen Depression betont werden:

- Wichtige Bedeutung der Arbeit
- Schwierigkeiten in Kontakten mit anderen, Rückzug, Alleinsein
- In aggressive Auseinandersetzungen geraten
- Distanzierung von Pflichten und Verpflichtungen
- Sehnsucht, akzeptiert und verstanden werden
- Sich unter Druck gesetzt, angestrengt fühlen
- Sich nach anderen richten, anpassen
- Unerfüllte Bedürfnisse nach liebevoller Zuwendung haben
- Sich um andere kümmern, Wunsch, selbst umsorgt zu werden
- Feststehenden Werten gerecht werden
- Anderen Menschen gegenüber gehemmt und kontrolliert sein
- Vertrauen verlieren, enttäuscht sein und Schuld zuweisen
- Sich willkürlich, herabwürdigend und schlecht behandelt fühlen
- Unterlegen sein, Minderwertigkeitsgefühle haben
- Eng an einen anderen gebunden sein, andere belasten
- Gefühlsmäßig keinen Zugang zu sich haben
- Mit Veränderungen Probleme haben

Depression im Alter

Im Alter zeigt sich besonders gut das Zusammenspiel der verschiedenen Faktoren. Während jüngere Menschen mit Depressionen meist körperlich gesund sind, machen sich im Alter vermehrt das Nachlassen der Körperfunktionen (Herz, Kreislauf, Gehirnfunktion etc.) sowie chronische Schmerzen und körperliche Behinderungen bemerkbar. Dazu kommen weitere soziale Veränderungen, die im Folgenden aufgelistet werden:

1. Vereinsamung: Soziale Isolation, Kontaktmangel durch Verlust von Ehepartner, Freunden, echten mitmenschlichen Beziehungen, Verlust religiöser Bindungen
2. Verlust der Selbständigkeit durch somatische Krankheiten, körperliche Behinderungen und psychische Störungen

3. Inaktivität durch Pflichtleere, Mangel an neuen Zielsetzungen, Fehlen von Aufgaben
4. Entwurzelung durch Umzug in kleinere Wohnung, in fremde Umgebung, Eintritt in Alters- und Pflegeheime
5. Verlust von Ansehen und Macht, finanzielle Sorgen, Missachtung des Alters
6. Hartnäckige Schlafstörungen

Bipolare Störungen

Besonders schwer verständlich für Angehörige und Kollegen sind depressive Erkrankungen, die sich plötzlich ins Gegenteil verkehren, also die manisch-depressiven Erkrankungen, auch »bipolare Störungen«. Hier wird der betroffene Mensch plötzlich sehr aktiv. Man würde es den Betroffenen ja so sehr gönnen, dass sich ihr Zustand bessert, doch die übermäßige Aktivität bringt neue Probleme. Die unten stehende Tabelle zeigt die Bürde der Erkrankung in Kurzform:

Gesundes Leben	>>	um 12 Jahre verkürzt
Arbeitsleben	>>	um 14 Jahre verkürzt
Lebenserwartung	>>	um 9 Jahre verkürzt
Arbeitsprobleme	>>	zweimal häufiger
Scheidung / Trennung	>>	zweimal häufiger

Fallbeispiel: Robert brach das Gymnasium mit 18 ab. Er war damals deutlich depressiv und nach einem Suizidversuch sprach man von einer »Adoleszentenkrise«. Er versuchte sich, wie so viele junge Menschen, mit Cannabis zu beruhigen und rauchte bis zu zehn Joints pro Tag. Oft war er über Monate antriebslos, zurückgezogen und unfähig, etwas zu tun.

Doch dann wurde er zur Freude seiner Eltern zunehmend aufgehellt, suchte sich einen Job und pflegte wieder Kontakte mit andern Jugendlichen. Aber seine Aktivität war zunehmend störend. Er wirkte abgehoben und aufgekratzt. Er machte schnelles Geld als Verkäufer von Mobiltelefon-Abos. Eine Berufsausbildung befand er nicht für nötig.

Ich lernte Robert mit 29 kennen, abenteuerlich gekleidet, voller Tatendrang und mit einem Redeschwall, der kaum zu bremsen war. Er sei eigentlich nur hier, um mich kennenzulernen; er brauche keinen Psychiater, es sei ihm noch nie so gut gegangen. Er gab sich als Macho und Frauenheld, wusste alles besser, hatte unbegrenzte Energie, brauchte kaum Schlaf und hatte einen neuen, schnelleren Audi geleast. Doch bei näherem Hinsehen sah die Sachlage anders aus: Er hatte die Stelle verloren, wurde von Freunden gemieden, machte sich mit seiner Distanzlosigkeit und seinem sprunghaften Verhalten überall unbeliebt. Robert litt an einer klassischen Manie, die in den letzten zehn Jahren noch nie konsequent behandelt worden war. Die Faktoren, die zu seinem Zustand beitrugen, sind in Abbildung 4 kurz zusammengefasst.

Dabei habe ich einen Faktor eingefügt, der in den letzten Jahren bei jungen Leuten zunehmend zum Ausbruch von Psychosen beiträgt: das Rauchen von Cannabis. Diese weitverbreitete Droge ist zwar nicht die Ursache von Psychosen, aber sie verstärkt ganz eindeutig die Anfälligkeit, früher und stärker an einer Psychose (in diesem Fall einer manischen Psychose) zu erkranken.

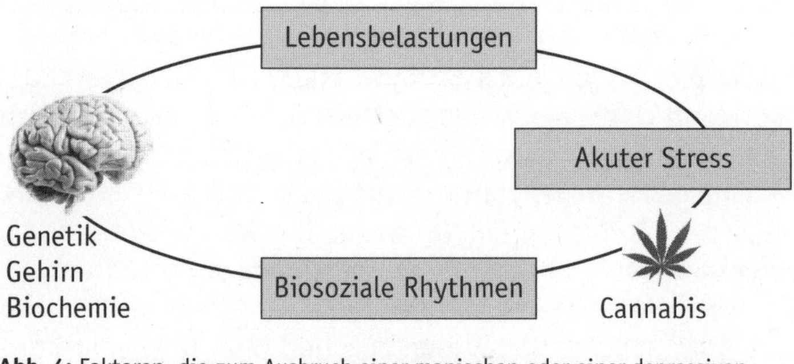

Abb. 4: Faktoren, die zum Ausbruch einer manischen oder einer depressiven Phase bei einer Bipolaren Störung beitragen können.

Das Beispiel illustriert eine klassische manische Phase mit gehobener Stimmung und allgemeiner Angetriebenheit, manchmal auch Gereiztheit. Etwa 1,5 Prozent der Bevölkerung leiden an bipolaren Störungen. Hier sind die wesentlichen Symptome eines solchen Zustandes:

1. Stimmung:

- unangepasst gehoben, zwischen sorgloser Heiterkeit und fast unkontrollierbarer Erregung
- unangepasst scherzhaft, humorvoll
- Stimmungsschwankungen
- manchmal auch gereizt, misstrauisch, ja aggressiv
- Dysphorie ist häufiger als allgemein angenommen, d.h. in die gehobene Stimmung mischen sich depressive Stimmung, Angst, Schuldgefühle, Stimmungsschwankungen, Suizidgedanken

2. Antrieb:

- allgemein gesteigert
- Überaktivität
- Impulsivität
- Rededrang
- Vermindertes Schlafbedürfnis
- Verlust von sozialen Hemmungen (z.B. Distanzlosigkeit, übermäßige Kauflust, sexuelle Enthemmung, Rücksichtslosigkeit auf Bedürfnisse anderer)

3. Denken und Wahrnehmung:

- beschleunigtes Denken oder gestörte Konzentration
- starke Ablenkbarkeit, Ideenflucht
- gedrängte, beschleunigte Sprache
- überhöhte Selbsteinschätzung bis zum Größenwahn

Für die Angehörigen ist eine Manie oft sehr viel schwerer erträglich als eine Depression. Nicht selten zerbricht eine Ehe nicht an der Depression, sondern am störenden Verhalten der Manie.

Obwohl alles darauf hindeutet, dass es sich bei der bipolaren Störung um eine endogene Erkrankung handelt, bei der die Neurobiologie des Gehirns eine wichtige Rolle spielt, weiß man bis heute noch wenig über die wirklichen Ursachen. Man geht davon aus, dass es zu einer instabilen Reizleitung in wichtigen Verbindungen der Gefühlsregulierung kommt. Im übertragenen Sinne kann man in der manischen Phase von »defekten mentalen Bremsen« sprechen. Das Chaos der Schlaf-wach-Rhythmen weist zudem auf eine Störung der biologischen Zeitgeber hin.

Man unterscheidet mindestens drei (bisweilen auch mehr) Verlaufsformen der Bipolaren Störung:

- Bipolar-I-Störungen: Depressive Episoden wechseln sich mit eindeutig manischen Episoden ab. Dazwischen gibt es längere oder kürzere Phasen einer ausgewogenen Stimmung.
- Bipolar-II-Störungen: Depressive Episoden wechseln sich ab mit Phasen einer gehobenen Stimmungslage, die aber nicht das Ausmaß einer vollen Manie erreicht.
- Rapid Cycling: Mindestens vier Phasen einer Depression oder Manie innerhalb eines Jahres. Ca. 15–20% aller bipolaren Patienten leiden unter Rapid Cycling, darunter deutlich mehr Frauen.

Schließlich spricht man noch von einem bipolaren Spektrum. Beobachtungen haben gezeigt, dass sich einzelne Symptome der Manie (wie Impulsivität oder panische Angst) oft ähnlich wie andere Störungen auswirken können, etwa bei Bulimie oder Borderline-Störungen. Ohne genaue Anamnese werden sie oft nicht richtig behandelt.

Die Behandlung der Bipolaren Störung kann sehr Erfolg versprechend sein, doch ist es wichtig, die richtige medikamentöse Einstellung zu finden (vgl. Richtlinien zur Behandlung, S. 54 ff.).

Durch körperliche Erkrankungen bedingte Depressionen

Fallbeispiel: Cornelius M. war 52, von Beruf Landwirt, ein gewissenhafter und vielleicht etwas nachdenklicher Mann, aber keineswegs depressiv – bis er im Januar an einer schweren Grippe erkrankte, die ihn für sechs Wochen ans Bett fesselte. Der Frühling kam, das Fieber war abgeklungen, aber Cornelius hatte keine Energie für die Aussaat, keine Freude an der erblühenden Natur, keine Perspektive für das vor ihm liegende Jahr. Er litt an einer schweren Depression, die rund ein halbes Jahr dauerte.

Ausgelöst wurde diese Depression durch die Grippe, die der Patient durchgemacht hatte. Immer wieder beobachten wir in der ärztlichen Praxis Patienten mit einer schweren Depression, die durch körperliche Krankheiten ausgelöst werden. Hierzu gehören Rheumatisches Fieber, Leberentzündungen (Hepatitis), das Pfeiffer'sche Drüsenfieber, Malaria und andere lang dauernde entzündliche Prozesse. Es ist, als würden diese die Widerstandskraft der Psyche vermindern, wie ein gebrochener Deich, durch den die dunklen Wasser einströmen und das Leben mit einer schwarzen Schlammschicht überziehen.

Dazu kommen hormonelle Störungen: Insbesondere bei einer Unterfunktion der Schilddrüse kann es zu deutlichen Depressionen kommen. Weniger klar sind die Befunde bei zyklusbedingten Veränderungen der weiblichen Hormone. Die Wechseljahre bringen nicht nur Veränderungen im Hormonhaushalt, sondern auch im ganzen Leben, den Abschied von den unbeschwerten Jugendjahren, von den Kindern, das Auftreten neuer Herausforderungen. Dennoch erleben viele Frauen diese Zeit auch als eine Zeit der Depression, die für sie ganz im Zeichen des hormonellen Wechsels steht.

Bei älteren Menschen darf man nicht vergessen, dass das Nachlassen der Herzfunktion und die Einschränkung der Atemfunktion zu einer Sauerstoff-Unterversorgung führen können, die das Gehirn in Mitleidenschaft zieht und depressive Symptome hervorrufen kann.

Und schließlich können Depressionen auch durch Nebenwirkungen von Medikamenten ausgelöst werden, speziell durch Blutdruckmittel, manchmal aber auch durch Antibiotika oder Malariamittel. Meist bilden sich solche Depressionen aber nach Absetzen des Medikaments vollständig zurück.

Der Verlauf von Depressionen

»Ich gehe einen dunklen endlosen Weg ... ich bin gefangen in einem endlosen, sinnlosen Labyrinth.« Mit diesen eindrücklichen Worten beschrieb eine junge Frau ihre Depression. Oftmals scheint der Weg in der Tat endlos. Man versteht den Psalmdichter, der sehnsüchtig auf den Morgen wartet, wenn endlich wieder Licht in sein Dunkel fällt.

Bis heute ist es für die Psychiatrie nicht möglich, den genauen Verlauf einer Depression vorherzusagen. Gerade bei schwer depressiven Menschen leide ich oft mit in diesem endlosen Warten auf das Licht. Es ist nicht immer einfach, von Woche zu Woche zu ermutigen, dass die Depression weichen wird. Und doch gibt es gewisse Muster, die wir in der Begleitung von depressiven Menschen beobachten können, die auch Hoffnung geben.

Abbildung 5 gibt fünf Varianten wieder: Bei der sogenannten (*monopolaren schweren) Depression* sind die einzelnen Phasen klar voneinander getrennt und es besteht viel Grund zur Annahme, dass die depressive Phase nach Wochen bis Monaten abklingt und in ein freies Intervall ohne Depression übergeht. In der wissenschaftlichen Literatur wird die Länge einer klassischen depressiven Episode mit drei bis sechs Monaten angegeben.

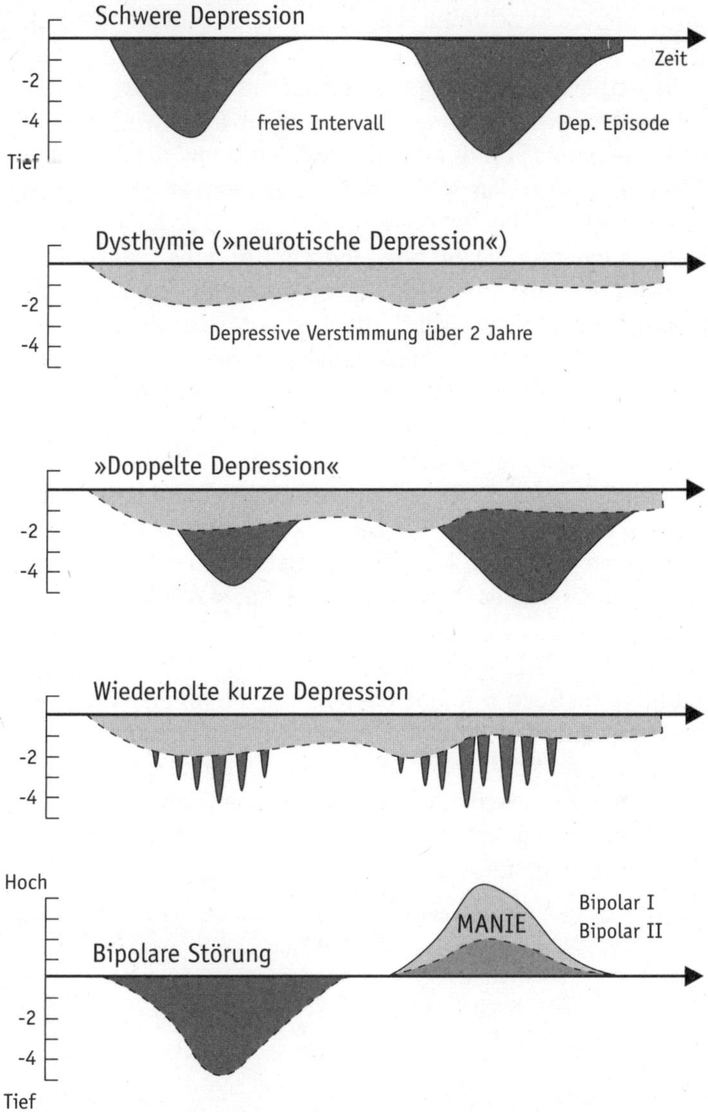

Abb. 5: Mögliche Verlaufsformen bei depressiven Erkrankungen unterschiedlicher Prägung.

Doch wie leicht schreibt sich das! Monate scheinen dem depressiven Menschen oft endlos, wie ein steiniger Weg durch nebelverhangenes Gebirge ohne Sicht auf das Ziel.

Eine *Dysthymie* hingegen ist zwar nicht so schwer, aber ihre Last liegt in der Zähflüssigkeit der Symptome, die über Jahre praktisch jeden Tag vorhanden sind und das ganze Leben überschatten.

Die *»doppelte Depression«* beschreibt eine schwere depressive Episode, die sich auf eine langjährige depressive Grundstimmung aufpfropft. Da ist vielleicht eine Frau, die schwer an ihrem Leben trägt, aber dennoch im Beruf durchhält. Als dann ihre Mutter stirbt, bricht eine wichtige Person in ihrem Leben weg, sie fällt in eine schwere Depression.

Eine Sonderform stellen die *»kurzen depressiven Episoden«* dar, die von dem Züricher Professor Jules Angst beschrieben wurden. Es gibt in der Tat Patienten, bei denen depressive Symptome nur einige Tage dauern, dafür aber scheinbar ohne Grund immer wieder auftreten. Über längere Zeit kann man ein »ausgefranstes« Muster einer »doppelten Depression« beobachten.

Und schließlich wird noch der Verlauf der bipolaren Störung beschrieben. Eine Bipolar-Störung Typ I geht mit einer voll ausgeprägten Manie einher. Typ II ist deutlich weniger auffällig, doch treten nach der Depression Phasen von Überaktivität und übermäßig gehobener Stimmung auf, die sich nach einiger Zeit wieder legen.

Schmerz und Depression

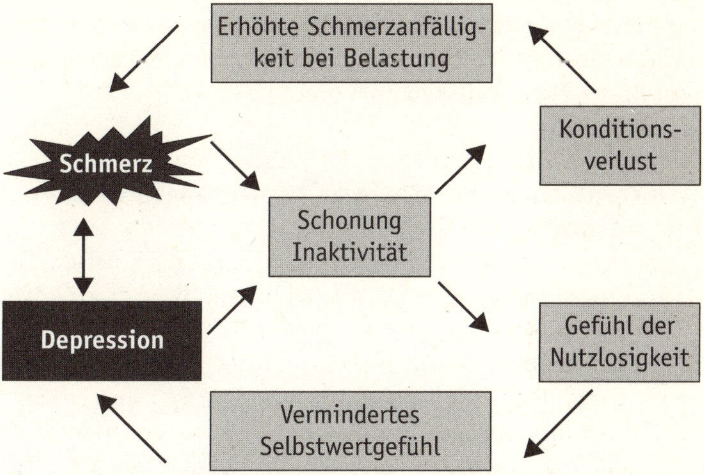

Abb. 6: Schmerz und Depression sind eng miteinander verwoben. Die Abbildung zeigt die dahinterliegenden Zusammenhänge (nach Prof. P. Keel, Basel).

Schmerzen können die Seele lähmen und einen Menschen in eine tiefe Mutlosigkeit fallen lassen. Das ganze Leben engt sich ein auf den Schmerz, der einer Viper gleich mittendrin sitzt und alles um sich herum erstarren lässt. Schmerz und Depression sind eng miteinander verwoben. Seelische Verspannungen können auch die Muskeln verspannen und derartige Schmerzen hervorrufen, dass ein Mensch sich kaum noch zu bewegen wagt. Und wer dann so herumhumpelt, gebeugt von seinen Rückenschmerzen, der wagt sich nicht unter die Menschen und fühlt sich zwanzig Jahre älter. So werden Schmerzgeschichten oft dramatische Geschichten seelischer Abgründe. Abbildung 6 zeigt einige Elemente dieses zerstörerischen Geflechts.

Chronic Fatigue Syndrom (CFS) ist die Bezeichnung für eine Erkrankung, die sich durch lähmende Müdigkeit, ungewöhnliche Erschöpfbarkeit und eine Reihe körperlicher Beschwerden auszeichnet. Aus der medizinischen Literatur der letzten 200 Jahre geht hervor, dass dieses kein neues Syndrom ist. Da gibt es viele Begriffe in der Literatur: Neurasthenie, nervöse Erschöpfung, myalgische Neuromyasthenie, epidemische myalgische Enzephalomyelitis, allgemeines Allergiesyndrom, postvirales Müdigkeitssyndrom u.a.

Diagnostische Kriterien Chronic Fatigue Syndrom:

- Die Müdigkeit beginnt zu einem klaren Zeitpunkt und dauert nicht lebenslang.
- Die Müdigkeit ist schwerwiegend, beruflich einschränkend und beeinträchtigt die körperliche und psychische Funktion.
- Die Müdigkeit dauert mindestens sechs Monate während mindestens der Hälfte des Tages.

EINSCHLUSSKRITERIEN:

Klinisch abgeklärte, medizinisch nicht erklärbare andauernde oder häufig wiederkehrende Müdigkeit während mindestens sechs Monaten Dauer, die

- neu aufgetreten ist (nicht lebenslang),
- nicht Resultat einer dauernden Anstrengung ist,
- nicht durch Erholung und Ruhe erleichtert wird,
- zu einer deutlichen Reduktion der früheren Aktivitäten führt.

Das Auftreten von vier oder mehr der folgenden Symptome: subjektive Klagen über Vergesslichkeit – Halsschmerzen – schmerzende Lymphknoten – Muskelschmerzen – Gelenksschmerzen – Kopfschmerzen – nicht erfrischender

Schlaf – Schwächegefühl nach körperlicher Anstrengung, das länger als 24 Stunden anhält.

Auszuschließen sind:

Patienten mit medizinischen Grundleiden (wie etwa schwere Blutarmut) oder psychiatrischen Erkrankungen (wie chronische Depression oder organische Gehirnkrankheiten), die chronische Müdigkeit erzeugen können.(nach Fukuda et al. 1994)

Bis heute konnte keine eindeutige Ursache für das CFS gefunden werden. Während einige Wissenschaftler ein Virus dahinter annehmen, betonen andere die starke Überlappung mit depressiven Störungen.

Weitere Theorien vermuten einen Mangel an Vitaminen oder Mineralstoffen, eine Allergie auf künstliche Farbstoffe in der Nahrung oder auf Süßigkeiten. Alle diese Vermutungen konnten aber nicht erhärtet werden.

Fibromyalgie: Mit diesem Begriff umschreibt man Schmerzen (Algie) im Bindegewebe (Fibro) und in den Muskeln (Myo), oder etwas fachlicher ausgedrückt: chronische, generalisierte Schmerzen im Bereich des Achsenskeletts sowie an den Extremitäten, ober- und unterhalb der Taille, in beiden Körperhälften.

In der klinischen Untersuchung finden sich klar definierte »tender points« (min. 11 von 18 nachweisbar), die auf Druck wehtun. Hingegen gibt es keine Schwäche der Muskulatur und keine neurologischen Ausfälle.

In vielen Kulturen ist die Einbettung in die Gesellschaft und die Familie der wichtigste und höchste Wert des Lebens. Depression ist damit nicht nur ein individuelles Leiden, sondern verläuft in vier Stufen: Zuerst erfolgt der Rückzug von der Gesellschaft (von Freunden, vom Dorf etc.), dann als weitere Verschlimmerung auch der Rückzug von der Familie.

Der depressive Mensch ist dann in seiner Psyche gefangen (Grübeln, Selbstvorwürfe, Todeswunsch). Und schließlich kann er auch nicht mehr denken, sondern drückt seine Depression nur noch in körperlichen Beschwerden aus.

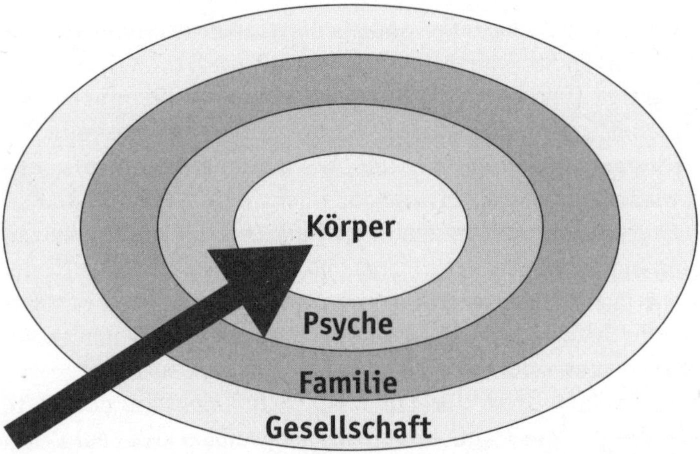

Abb. 7: In der Depression zieht sich der Mensch zunehmend zurück, zuerst von seinem Umfeld, dann von seiner Familie, und schließlich ist er völlig in Anspruch genommen von seinen körperlichen Beschwerden (nach Prof. Estevao, Brasilien).

In anderen Kulturen wird Depression ganz unterschiedlich erlebt und beschrieben. In Indien werden psychische Probleme oft als Makel empfunden, den man dem Arzt und den Angehörigen nicht mitteilen kann. Hingegen sind körperliche Symptome besser verstehbar und akzeptiert. Oft melden sich die Patienten deshalb mit körperlichen Symptomen beim Arzt, für die sich dann aber keine medizinischen Erklärungen finden. Der englische Psychiater David Mumford (1996) hat deshalb ein Interview für körperliche Beschwerden erstellt, die in der Dritten Welt oftmals einer Depression entsprechen. Hier einige Beispiele:

Fühlten Sie in letzter Zeit einen Energiemangel? – Spürten Sie Schmerzen im ganzen Körper? – Hatten Sie Schmerzen auf der Brust oder tat Ihnen das Herz weh? – Spürten Sie häufig Herzklopfen? – Haben Sie oft Kopfweh? – Hatten Sie ein Erstickungsgefühl oder einen Kloß im Hals? – Mussten Sie häufiger Wasser lassen? – Litten Sie unter vermehrtem Schwitzen?

In Zimbabwe wird Depression oft als »Kufungisisa« umschrieben, was so viel wie »zu viel denken müssen« bedeutet. Und auch bei uns beschreiben depressive Patienten oft, wie ihnen viele Dinge im Kopf herumgehen, sodass sie keinen klaren Gedanken mehr fassen können.

In Korea gibt es das »Syndrom des aufgestauten Feuers« (»Hua Byung«). Hauptsymptome sind Hitzegefühl, Bauchweh, Seufzen, impulsives Herumwandern, Gefühlsausbrüche, Klagen, allgemeine Angst und depressive Zustände. Oft sind Frauen betroffen, die sich daheim eingesperrt und abgeschoben fühlen, ohne Lebensaufgabe und weit weg von ihren Eltern. Zuerst versuchen sie, ihr Schicksal geduldig zu tragen, vielleicht klagen sie ab und zu ihrem Ehemann das Leid, allerdings ohne große Resonanz. Und hinter der Mauer des Schweigens staut sich die Verzweiflung auf wie die Lava eines Vulkans, bis es zur dramatischen Eruption kommt.

All diesen Syndromen gemeinsam ist die Tatsache, dass es zu einem »Nervenzusammenbruch« kommt, der allen deutlich macht, dass es so nicht mehr weitergehen kann, ja, dass nun etwas geschehen muss. Auch bei uns im Westen gibt es diese Signale. Erschöpfung und Burn-out im Beruf sind wohl die häufigsten Gründe.

Burn-out – eine neue Form von Depression?

»Ich kann nicht mehr!« – dieser verzweifelte Satz war erst vor wenigen Tagen auf der Mailbox meines Mobiltelefons. Das Telefonat kam vom Flughafen in Barcelona, wo die erfolgreiche Managerin an einer Konferenz teilnahm. Seit Monaten hatte sie immer mehr gearbeitet, um ihre Chefs zufriedenzustellen. Aber nichts war gut genug. Jetzt konnte sie nicht mehr schlafen, die Gedanken drehten sich ständig. In der Freizeit konnte sie trotz aller Bemühungen nicht mehr abschalten. Trotz Migräne und Schwächezuständen war sie an diesem Morgen noch nach Barcelona gereist, um zu zeigen, dass sie voll dabei war in der Erfolgsgeschichte ihrer Firma. Aber der Körper machte nicht mehr mit, und auch die Psyche nicht: In einer Besprechung brach sie in Tränen aus. Sie war beschämt, aber auch erleichtert: »Endlich merken auch die andern, dass es so nicht mehr weitergeht.«

Stress und Burn-out sind in der westlichen Leistungsgesellschaft zur Epidemie geworden. Seit etwa 20 Jahren drängen immer mehr Bücher auf den Markt. Viele Menschen fühlen sich im Konzept des Ausbrennens verstanden. Immer mehr Berufsgruppen berichten über Symptome eines Burn-outs: Pflegekräfte, Lehrer, Ärzte, Seelsorger und viele andere.

Doch die Experten streiten, ob es Burn-out überhaupt gibt. Der Begriff findet sich noch nicht einmal in den diagnostischen Handbüchern der Psychiatrie. Eine ausführliche Diskussion des Burn-out-Begriffes würde den Rahmen dieses Buches sprengen. So sei hier nur festgehalten, dass es viele Überlappungen zwischen Depression und Burn-out gibt. Im Vordergrund steht aber ganz klar eine Erschöpfung im Zusammenhang mit dem Beruf. Allerdings zeigt die klinische Erfahrung, dass meist auch noch andere Faktoren hineinspielen, wie Abbildung 8 zeigt.

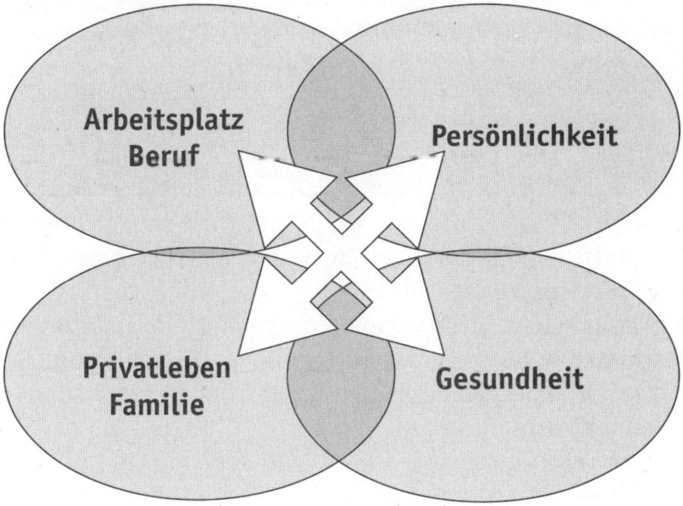

Abb. 8: Bei der Entwicklung eines Burn-outs spielen nicht nur Arbeitsplatz und Beruf eine Rolle, sondern auch Persönlichkeit, Privatleben und Gesundheit.

Burn-out ist oft ein Prozess, der sich über längere Zeit hinzieht und in Stufen verläuft, die von den Pionieren der Forschung, Freudenberger und North, wie folgt beschrieben wurden:

Stadium 1:	Sich beweisen wollen
Stadium 2:	Verstärkter Einsatz
Stadium 3:	Subtile Vernachlässigung eigener Bedürfnisse
Stadium 4:	Verdrängung von Konflikten
Stadium 5:	Umdeutung von Werten/Zynismus
Stadium 6:	Verstärkte Verleugnung der auftretenden Probleme
Stadium 7:	Rückzug von sozialen Kontakten
Stadium 8:	Beobachtbare Veränderungen im Verhalten

Stadium 9:	Abstumpfung
Stadium 10:	Innere Leere
Stadium 11:	Deprimierte Stimmung
Stadium 12:	Völlige Erschöpfung/Burn-out

Die klinische Erfahrung zeigt also, dass am Ende eines Burn-out-Prozesses meistens eine Depression mit ausgeprägter Erschöpfung steht. Der Therapieprozess wird die Hintergründe bearbeiten und auf eine Balance zwischen Belastung und Bewältigung hinarbeiten. Weitere Details finden sich in den im Anhang zitierten Büchern.

Depression bei Frauen

Frauen erkranken deutlich häufiger an Depressionen als Männer. Dafür gibt es verschiedene Gründe:

Gehirnfunktion: Untersuchungen der Gedankenaktivität im Gehirn haben gezeigt, dass bei Männern oft nur die rationale Hirnhälfte (links) aktiviert wird. Bei Frauen wird beim Denken immer auch die rechte (emotionale) Hirnhälfte einbezogen. Stimmungen haben also bei Frauen einen größeren Einfluss auf das Denken.

Vermehrte Sensibilität: Frauen leiden unter einer größeren Verletzlichkeit im emotionalen Bereich. Dazu gehören eine erhöhte Ängstlichkeit und eine Neigung, sich selbst abzuwerten und sich abhängig zu machen (»Wenn Frauen zu sehr lieben«). Diese psychologische Konstitution ist nur zum Teil durch gesellschaftliche Faktoren bedingt.

Zyklus und Hormone: Die typischen Hormonschwankungen der Frau machen sie verletzlicher für Stimmungsschwankungen und für depressive Phasen. Ca. 25 % aller Frauen leiden an einem prämenstruellen Syndrom (PMS). Die Symptome sprechen auf Antidepressiva an.

Schwangerschaft und Geburt: Während die Schwangerschaft meist eine Zeit von psychischer Stabilität ist, kommt es nach einer Geburt häufig zu »Babyblues« (depressive Verstimmung im Wochenbett), in seltenen Fällen sogar zu ausgeprägten Depressionen und Psychosen.

Mehrfachbelastung: Viele Frauen haben eine Mehrfachbelastung von Haushalt, Kindern, Ehemann und Beruf zu bewältigen. Der Wunsch, es in allen Bereichen »wirklich gut« zu machen, erhöht die Erwartungen, die eine Frau an sich selbst stellt. Doch oft stößt sie an Grenzen der Leistungsfähigkeit. Der zusätzliche Stress führt zu vermehrten Depressionen.

Älterwerden und Familiendynamik: Wenn sich die Kinder ablösen, so ist dies ein Verlust, den eine Frau viel intensiver erlebt als ein Mann. Das Älterwerden führt auch zu einem Verlust von Schönheit und Attraktivität, nicht selten auch zu einem Nachlassen des sexuellen Verlangens. Dies kann das Eheleben belasten.

»Frauen reden – Männer trinken«: Frauen neigen viel eher dazu, ihre depressive Verstimmung zuzugeben und ärztliche Hilfe in Anspruch zu nehmen. Deshalb sehen Ärzte vermehrt Frauen mit Depressionen.

Männer hingegen neigen dazu, ihre Sorgen durch Arbeit zu verdrängen oder sie in Alkohol zu ertränken. Im Folgenden werden die Besonderheiten der Depression bei Männern näher beschrieben.

Depression bei Männern

Der 39-jährige Ingenieur kam zu mir, nachdem er mit seinem Porsche aus der Kurve geflogen war – Totalschaden, aber wenigstens unverletzt. Vorausgegangen war ein heftiger Streit mit seiner Frau, er rannte in die regennasse Nacht hinaus und wollte nur noch weg. Dahinter aber stand ein ganzer Wust von Problemen – im Beruf, in der Beziehung zu seiner Mutter, in der Verarbeitung einer alten Liebesgeschichte und in der Eingewöhnung an das kleine Baby.

Eine Frau wäre vielleicht in Tränen aufgelöst gewesen, Herr M. aber zeigte klassische Männerreaktionen. Männer probieren häufig, die Fassade aufrechtzuerhalten, während es dahinter bereits gärt und bröckelt. Oft ist es erst ein dramatischer Paukenschlag, der sie dazu bringt, eine Therapie in Anspruch zu nehmen.

Eigentlich sollte ein Mann stark, tüchtig, sportlich und attraktiv sein – so vermittelt es uns das Stereotyp unserer Gesellschaft. Aber viele Jungs und Männer fühlen sich diesem Anspruch nicht gewachsen. Unter ihrer harten und selbstsicheren Schale lauert das Gefühl, nicht genügen zu können. Seelische Verletzungen, Selbstzweifel und eine angeborene Sensibilität geben ihnen das Gefühl, keine rechten Männer zu sein. Aber darüber spricht man(n) nicht.

Hier sind einige klassische Reaktionen, die sich gehäuft bei Männern finden:

- Sie haben das Gefühl, dass die Welt sie im Stich lässt und zum Versager macht.
- Sie berichten eher über Konzentrationsprobleme, Verlust von Interesse an Arbeit und sozialen Aktivitäten als über Gefühle tiefer Traurigkeit, Schuld und Wertlosigkeit, die von Frauen geäußert werden.
- Angst vor Versagen
- Ärger und Wut, Gewalttätigkeit
- Riskantes Verhalten und Aktionismus, z.B. beim Autofahren
- Sie schämen sich wegen ihres Zustands.
- Sie sind frustriert, wenn sie nicht genug Lob und Anerkennung erhalten.

- Sie sprechen nicht über Schwachheiten und Zweifel.
- Sie geben ihrer Ehe die Schuld, anstatt die Depression als Grundproblem zu sehen.
- Alkohol, TV, Sport und Sex werden als Selbstmedikation gebraucht.
- Klagen über körperliche Beschwerden und Schmerzen

Suizid wird als Ausweg gesehen, den Problemen »ehrenvoll« zu entfliehen (viermal häufiger als bei Frauen).

Ich habe nun einen kleinen Einblick in die Vielgestaltigkeit der Depression gegeben. Die langen Listen von Symptomen und möglichen Ausdrucksformen sind vielleicht etwas ermüdend – und doch helfen sie, die Veränderungen bei Angehörigen oder Patienten besser einzuordnen. Was aber kann man tun, um Licht ins Dunkel zu bringen und den Betroffenen Erleichterung zu verschaffen? Davon soll im nächsten Teil dieses kurzen Ratgebers die Rede sein.

II. Therapie und Seelsorge bei depressiven Störungen

Depressionen müssen kein unabänderliches Schicksal sein. Arzt und Seelsorger haben Hoffnung anzubieten, auch wenn die Depression sehr schwer erscheint. Selbst wenn der Kranke im Schatten des dunklen Tales keinen Ausweg aus seiner Lage sieht, so darf man ihm mit fester Überzeugung zusagen, dass es gangbare Wege aus der Depression gibt, ja, dass ihm auch der Weg durch die Dunkelheit zum Segen und zum persönlichen Wachstum dienen kann.

Depressionen haben in ihrer Gesamtheit einen guten Verlauf. Die allermeisten Depressionen heilen wieder ab. Für die Behandlung ist es wichtig, zwischen leichteren und schweren Depressionen zu unterscheiden. Während bei leichteren Depressionen auf Medikamente verzichtet werden kann, sollte bei schwereren Zustandsbildern (auf Schlafstörungen achten!) immer ein Arzt konsultiert werden. Die folgenden fünf Zugänge ergänzen sich gegenseitig: Kein Weg sollte ohne die anderen beschritten werden.

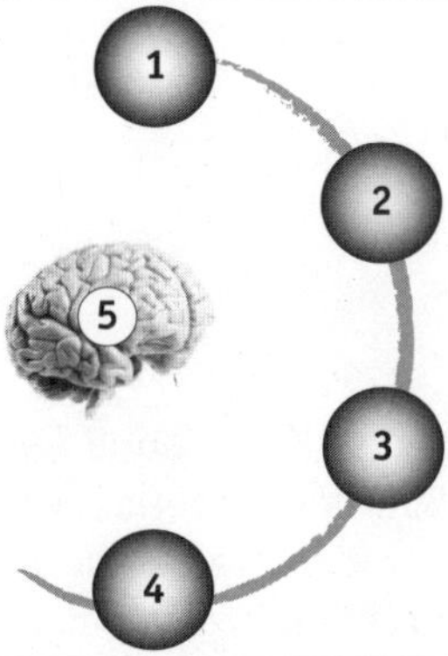

1. Gespräch
2. praktische Hilfe
3. Behandlung körperlicher Probleme
4. Aktivierung
5. Medikamente

Abb. 9: zeigt die fünf Zugänge in der Behandlung der Depression.

1. Das vertrauensvolle Gespräch ist die wichtigste Grundlage für die Behandlung einer Depression. Hier erfährt man die Hintergründe, die Auslöser, die Nöte und Ängste des Ratsuchenden. Hier finden sich die Grundlagen für die Diagnose und erste Ansätze für das therapeutische Vorgehen.
2. Praktische Hilfe: Unterstützung in praktischen Aufgaben: z.B. erschöpften Müttern Kinder abnehmen, z.B. älteren Menschen Mahlzeiten kochen, für sie einkaufen.
3. Therapie körperlicher Probleme: Speziell im Alter achten auf Herzinsuffizienz, Blutdruck, Schilddrüsenfunktion; Erkrankungen, die den Allgemeinzustand schwächen; Hör- und Sehprobleme.
4. Aktivierung
   - körperliche Aktivierung: Bewegung, frische Luft, leichter Sport
   - Tagesplan, Menüplan
   - Ergotherapie, praktische Tätigkeiten etc.
   - Hilfe zur Selbständigkeit
5. Medikamente: Mittel der Wahl sind Antidepressiva: Die Wirkung tritt erst nach einigen Tagen voll ein; deshalb sollte man bei Depressionen, die mit Erregung einhergehen, anfangs auch Beruhigungs- bzw. Schlafmittel einsetzen.

Hilfen zur Gesprächsführung

Die Begleitung schwer depressiver Menschen stellt hohe Anforderungen an die Geduld und an das Einfühlungsvermögen; diese Eigenschaften sind für Gespräche mit Depressiven unerlässlich. Im Folgenden habe ich sieben Punkte zusammengestellt, auf die es im Gespräch zu achten gilt.

1. Nehmen Sie den depressiven Menschen in seiner Krankheit und Not an und zeigen Sie ihm Ihre Bereitschaft, ihn in dieser schwierigen Zeit zu begleiten.
2. Besprechen Sie die auslösenden Ereignisse und die Lebensgeschichte mit dem Patienten. Geben Sie ihm die Gelegenheit, sein Herz auszuschütten.
3. Betonen Sie den günstigen Verlauf des Leidens: Die allermeisten Depressionen klingen nach einer gewissen Zeit wieder ab.
4. Erklären Sie ihm die verschiedenen Behandlungsmöglichkeiten und schicken Sie den Patienten bei einer schweren Depression zum Arzt.
5. Ermutigen Sie den Ratsuchenden und sprechen Sie ihm die Liebe Gottes zu, auch wenn er im Moment wenig davon spürt. Mit der Aufhellung der Depression wird auch sein Glaube wieder erstarken. Hilfreiche Bibelstellen finden sich in den Psalmen, aber auch in vielen biblischen Verheißungen.
6. Bereiten Sie den Ratsuchenden auf zeitweise Stimmungsschwankungen vor. Ich sage meinen Patienten oft: »Der Weg aus der Depression ist mit vielen Schlaglöchern übersät – und doch führt er nach oben, hinaus ans Licht.«
7. Haben Sie Geduld: Setzen Sie ein Therapieziel nach dem andern, damit der Patient immer wieder kleine Erfolge erlebt. Verlangen Sie nicht zu viel auf einmal! Denken Sie daran, dass gerade schwer depressive Menschen oft so eingeengt sind, dass sie seelsorgerlichen Zuspruch kaum wahrnehmen können.

Vermeidbare Fehler

Das Gespräch mit Depressiven birgt auch Versuchungen und Fallen, die es zu vermeiden gilt. Zu den häufigsten Fehlern gehören die folgenden Punkte:

- Aufforderung, sich zusammenzureißen: Depressive Menschen stellen sich ohnehin schon selbst unter massiven Leistungsdruck und leiden an ihrem Versagen. Es bringt ihnen daher wenig, wenn sie auch noch vom Seelsorger, vielleicht sogar mit Bibelversen, unter Druck gesetzt werden. Freude kann man nicht einfach befehlen.
- In die Ferien oder zur Kur schicken: Schon in seiner gewohnten Umgebung ist es für den Patienten schwer, Kontakt mit andern aufzunehmen, das Schöne zu genießen und seinen Tag aus eigener Initiative zu füllen. Gerade das aber ist wird bei einem Ferienaufenthalt von ihm verlangt und gerät dem Kranken zur Überforderung.
- Wichtige Entscheidungen treffen lassen: In einer Depression kann der Patient seine Lebenssituation oft nicht angemessen bewerten. Er blickt ja durch die »schwarze Brille«. Seine Probleme werden ihm zum Berg und er unterschätzt seine Fähigkeiten. Entscheidungen während einer depressiven Phase werden nachher oft als falsch erkannt und bereut.
- Behaupten, es gehe schon besser: Für den Betreuer ist es oft schwer zu ertragen, dass es einem Depressiven von Woche zu Woche etwa gleich geht. Oft ist man dann in der Versuchung, ihn mit billigen Worten aufzumuntern. Doch gerade dann fühlt sich der Depressive nicht ernst genommen. Es ist besser, anzuerkennen, dass er noch immer durchs »dunkle Tal« geht und ihm inmitten seiner Dunkelheit die Gegenwart Gottes zuzusprechen.

- Wahnideen anzweifeln: Manche Menschen leiden unter schwersten Schuld- und Versagensideen. Kein Argument kann sie davon abbringen. Jeder Versuch, das Gegenteil zu beweisen, führt zu neuen »Bestätigungen« des Wahns. Hier gilt es, Geduld zu haben und dem Leidenden mit Überzeugung die persönliche Wertschätzung durch den Seelsorger und die Gnade Gottes zuzusprechen. Oft gebe ich meinen Patienten das Wort mit: »Auch wenn unser Gewissen uns anklagt und schuldig spricht, dürfen wir darauf vertrauen, dass Gott größer ist als unser Gewissen. Er kennt uns ganz genau.« Dann schließe ich das Gespräch ohne weitere Diskussion ab und gebe einen neuen Gesprächstermin. Der Kranke braucht Zeit, um das Gehörte zu verdauen, auch wenn er noch viele »Wenn und Aber« mit sich trägt.
- Zu starkes Eingehen auf die depressive Befindlichkeit: Der depressive Mensch ist oft völlig gefangen in seinen Sorgen und Ängsten. Die Gefahr ist groß, dass man sich von ihm in diese düstere Welt hineinziehen lässt und ganz vergisst, auch danach zu fragen, was er noch kann und was ihm Halt gibt. Gerade in den Psalmen finden wir den rechten Ausgleich. Immer wieder bricht das göttlichen »Dennoch« herein in die persönliche Not des Beters und richtet seinen Blick nach oben.
- Geistliche Überforderung: Das Wort Gottes soll im Gespräch wie Salz in einer schmackhaften Speise sein. Ohne den Hinweis auf Gottes Zusagen wird Seelsorge zum faden Allerweltsgeplauder. Wo aber in der Fülle der Bibelworte der Bezug zum Alltag und zum Leiden des Depressiven fehlt, da wird sie zum versalzenen Konzentrat. Ja, sie kann sogar beitragen zum Gefühl des Kranken, dass er Gottes Wort ja gar nicht mehr aufnehmen könne und deshalb verworfen sei.

Der schwer Depressive neigt dazu, im intensiven Bibelstudium nur diejenigen Gedanken herauszulesen, die seine schwarze

Sicht bestätigen. Die schönsten Verheißungen können in ihm nur noch den Gedanken wachrufen: »Für einen Sünder wie mich gilt dieses Wort nicht mehr!« Und die Verzweiflung wächst.

Deshalb rate ich schwer Depressiven bewusst, sie sollten sich nicht zu sehr in die Bibel vertiefen, sondern täglich nur einen Vers, vorzugsweise mit einer Auslegung in einem Andachtsbuch, lesen. Gottes Liebe ist nicht abhängig davon, wie viele Kapitel sie gelesen und wie viele Stunden sie im Gebet verbracht haben. Gott hält uns in seiner Hand, auch wenn uns die Kraft fehlt, uns an ihm festzuklammern.

Praktische Hilfen und Aktivierung

Oftmals genügen Gespräche allein nicht. Der Seelsorger muss bereit sein, von den Höhen geistlichen Zuspruchs in die »Niederungen« des Alltags herunterzusteigen und ganz praktische Hilfen zu vermitteln. Es gilt vielleicht, eine überforderte Hausfrau zu entlasten und einen Ferienaufenthalt für ihre Kinder zu arrangieren. Oder ein depressiver Mann muss dazu ermutigt werden, seine Vereinsaufgaben an andere abzugeben, bis er wiederhergestellt ist.

Es ist daher wichtig, die Angehörigen einzuladen und mit ihnen zu besprechen, wie der oder die Kranke entlastet werden kann. Da kommt beispielsweise die Mutter einer Patientin zwei Tage in der Woche, um die Wäsche zu waschen und zu bügeln. Und der Ehemann packt etwas mehr im Haushalt an. So wird die Last auf mehrere Schultern verteilt.

Auf seinem Weg zur Genesung muss der Depressive langsam wieder aktiviert werden. Arbeiten Sie mit ihm einen Tagesplan aus und ermutigen Sie ihn zu kleineren Aktivitäten. Regelmäßige Spaziergänge und etwas Sport regen den Kreislauf an und haben damit auch eine positive Auswirkung auf die Depression. Mit der Zeit beginnt der Depressive von selbst, wieder neue Aufgaben in Angriff zu nehmen. Je mehr sich die depressive Erstarrung löst, desto freier wird er, wie früher aktiv zu sein und sich an dem zu freuen, was er erreicht hat.

Bei der Aktivierung eines depressiven Menschen muss sorgfältig darauf geachtet werden, den richtigen Ausgleich zwischen einer angepassten Tagesstruktur und einer möglichen Überforderung zu finden.

Der Aktivitätsaufbau verfolgt zwei Ziele:

1. Durch sinnvolle Gestaltung des Tages kann das depressive Befinden positiv verändert werden und der Patient eine Entlastung erleben.
2. Das Erlebnis, dass dieses Befinden veränderbar ist und dass der Patient selbst etwas beitragen kann, ermutigt ihn zu weiteren Schritten und vermindert die Hoffnungslosigkeit.

Prinzipien des Aktivitätsaufbaus:

1. Jede Überforderung vermeiden: Das Anspruchsniveau des Patienten nicht übernehmen! Klein anfangen. Bewusst Schwächung und Erschöpfung zugestehen. Depression ist eine Krankheit, die eine Schonung erfordert.
2. Erstellen von Aktivitätslisten: Was hat früher Spaß gemacht? Was würden Sie zur Zeit gerne machen? Was würden andere im Moment gerne machen? – Jeden Tag mindestens eine Stunde an die frische Luft (spazieren, Rad fahren, Gartenarbeit).
3. Konkrete Besprechung: Zeit, Ort und Art der Aktivität. Tagesplan erstellen, allmähliche Steigerung vornehmen. Oft beginnt der Patient, selbst Vorschläge zu machen.
4. Dem depressiven Perfektionismus entgegenwirken: Es geht nicht darum, die Aufgabe perfekt zu erfüllen. Allein schon das Probieren ist ein Erfolg (Auflockern des Schwarz-weiss-Denkens). Eventuell Angehörige zur Bewertung des Erfolgs mit einbeziehen.

5. Ermutigung und positive Rückmeldung geben: Dem Patienten helfen, selbst herauszufinden, dass es ihm mit diesen Aktivitäten besser oder »weniger schlecht« geht. Den Patienten ermutigen, sich selbst den Erfolg zuzuschreiben.

Gesprächstherapie oder Seelsorge?

Depressionen sind nicht nur Gefühlskrisen, sondern oft auch Glaubenskrisen. Eine seelsorgerliche Begleitung ist deshalb neben der ärztlichen Behandlung unerlässlich und zugleich Erfolg versprechend, wenn der Betreuer weiß, auf welche Punkte er dabei achten muss und wo die Grenzen seiner Möglichkeiten liegen. Auf einige besondere Aspekte des Glaubenslebens in der Depression wird in einem späteren Abschnitt eingegangen.

Hilfe durch Medikamente

Seit rund 40 Jahren verfügt die Medizin über Medikamente, die eine Depression gezielt beeinflussen können. Man nimmt an, dass sie auf die Nervenübertragungsstellen einwirken und zu einem neuen Gleichgewicht der Biochemie des Gehirns führen. Doch viele Fragen sind noch offen und bedürfen weiterer Forschung.

Nicht jeder Depressive braucht unbedingt Medikamente. Depression ist also kein »Antidepressiva-Mangelsyndrom«. Bei leichteren bis mäßigen Depressionen kann man auf Medikamente verzichten, wenn die Betroffenen regelmäßig durch Gespräche begleitet werden. Bei schweren Depressionen hingegen sind die modernen Mittel eine enorme Hilfe zur Unterstützung der Gespräche mit dem Kranken. Oft werden die Patienten erst durch die Medikamente wieder so weit hergestellt, dass sie für ärztlichen und seelsorgerlichen Zuspruch offen sind. Mit den antidepressiven Medikamenten versucht der Arzt, folgende Ziele zu erreichen:

- die Lösung innerer Nervosität und Verkrampfung
- die Verminderung lähmender Angstgefühle
- die Aufhellung der traurigen Stimmung
- die Wiederherstellung eines ausreichenden Schlafes
- die Erhöhung der Widerstandskraft gegenüber den Belastungen des Alltags
- die Verhinderung eines Rückfalls bei wiederkehrenden endogenen Depressionen und manisch-depressiven Psychosen

Persönlich bin ich davon überzeugt, dass die modernen Psychopharmaka auch für Christen eine wertvolle Hilfe zur Bewältigung der Depression sein können, wenn sie durch regelmäßige Gespräche und praktische Hilfen ergänzt werden.

Wirkungen: Antidepressiva bewirken eine Erhöhung der Überträgerstoffe an den Synapsen. Dadurch stabilisiert sich der psychische Zustand des Patienten: Es kommt zu einer Stimmungsaufhellung, Angstlösung und zu einer vegetativen Beruhigung. Zwischen verschiedenen Patienten ergeben sich große Unterschiede in Wirkung und Verträglichkeit. Antidepressiva sind kein Allheilmittel, aber sie können den Genesungsprozess doch entscheidend unterstützen.

Ein echtes Problem ist der verzögerte Eintritt der Wirkung. Der Patient schluckt tagelang seine Pillen und erlebt noch gar nichts vom ersehnten Glück. Der Grund liegt in der Funktion der sogenannten Synapsen, in denen die Neurotransmitter ausgeschüttet werden. Sie können sich nicht von heute auf morgen an die neue Substanz anpassen. Erst mit der Zeit (nach ca. zehn Tagen) entwickeln sie den neuen Rhythmus, der klinisch als Aufhellung der Depression erlebt wird.

Nebenwirkungen: Bei den trizyklischen Antidepressiva (wie etwa Imipramin) kommt es vermehrt zu anticholinergen Nebenwirkungen: Mundtrockenheit, Schwitzen, verschwommenes Sehen, Erhöhung des Augeninnendruckes (Glaukom!), Harnverhaltung, Reizleitungsstörungen am Herzen, Blutdrucksenkung. Dazu kommen eine Vielzahl seltener Nebenwirkungen, die im jeweiligen Beipackzettel eines Medikaments aufgeführt sind.

Neuere Antidepressiva haben deutlich weniger anticholinerge Wirkungen, führen aber vermehrt zu Übelkeit, einige auch zu Schlafstörungen.

Leider ist es in diesem kurzen Ratgeber nicht möglich, detailliert auf die einzelnen Medikamente einzugehen. Zu vielgestaltig sind die Reaktionsweisen, die Dosierungen und die Kombinationen. Aus diesem Grund möchte ich dazu ermutigen, mit einem Arzt darüber zu sprechen, welches Medikament für eine bestimmte Depression am ehesten geeignet ist.

Beim Einsetzen von Antidepressiva wird der kompetente Arzt folgende Fragen stellen:

- Welches Gepräge hat die Depression (agitiert-angetrieben oder passiv-gehemmt)?
- Ist die Depression mit Schlafstörungen verbunden?
- Ist die Depression von körperlichen Klagen begleitet?
- Besteht ausgeprägte Angst oder gar Selbstmordgefahr?

Aufgrund dieser Angaben wählt er aus den etwa 20 verschiedenen Mitteln ein geeignetes Antidepressivum (aktivierend, stabilisierend oder beruhigend). Die Dosis sollte anfangs eher vorsichtig gewählt werden, um sie dann allmählich zu steigern. Im Alter empfiehlt es sich, eher niedrig zu dosieren. Sensible Menschen reagieren oft schon auf einige Tropfen sehr stark oder mit ungewöhnlichen Nebenwirkungen – hier braucht es eine sorgfältige und geduldige Annäherung an die richtige Dosierung.

Bei Schlafstörungen, Ängsten und Suizidalität kombiniere ich mit einem Tranquilizer oder einem leichten Neuroleptikum (Beispiel: Quetiapin).

Schließlich ist es wesentlich, über mögliche Nebenwirkungen zu informieren und trotzdem zur Einnahme ermutigen, da die Nebenwirkungen nach wenigen Tagen nachlassen.

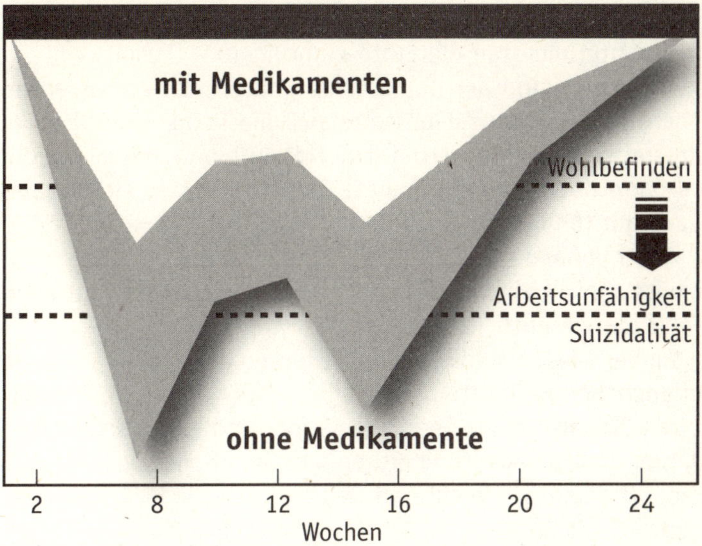

Abb. 10: Medikamente können die Dauer einer Depression nicht verkürzen. Aber sie tragen entscheidend zur Verminderung des Schweregrades bei. Dies macht einen großen Unterschied.

Leider sind Antidepressiva nicht immer so wirksam, wie wir uns das wünschen würden. Die Aufhellungstablette bei Bedarf gibt es nicht. Dennoch ermutige ich dazu, Medikamente einzunehmen. Warum?

Auch wenn die Wirkung von Antidepressiva begrenzt ist, so ist sie oft genau der Faktor, der für die Betroffenen einen wesentlichen Unterschied macht. Mit einer medikamentösen Behandlung kann zwar die Länge einer Phase nicht abgekürzt werden. Aber es kann deutlich mehr Wohlbefinden erzielt und eine Arbeitsunfähigkeit vermieden werden. Aus diesem Grund sollten bei ausgeprägten Depressionen wenn immer möglich Medikamente eingesetzt werden. Ich erinnere mich lebhaft an einen jungen Landwirt, der mich wegen einer zweiten depressiven Phase aufsuchte. »Beim ersten Mal habe ich nichts genommen«, erzählte er mir. »Da lag ich mitten im Sommer kraftlos auf dem Sofa und hatte keine Energie. Meine Frau und mein Vater mussten die Ernte einbringen. – Diesmal will ich gleich zu Beginn der depressiven Phase mit Medikamenten beginnen!« In der Tat besserte sich die Depression so weit, dass er seine Aufgaben auf dem Hof erfüllen konnte, obwohl es dann noch mehrere Monate brauchte, bis er sich wieder ganz gut fühlte.

Abschließend ist es ganz wichtig zu betonen, dass Medikamente allein nicht viel nützen. Ohne Gespräch und Ermutigung fehlt das wesentlichste Element!

Immer wieder werde ich von Patienten gefragt, was ich von pflanzlichen Heilmitteln für die Depression halte. Das Extrakt von Johanniskraut (Hypericum perforatum) hat in den letzten Jahren große Bedeutung gewonnen. Die Pflanze hat offenbar eine Wirkung bei leichteren Depressionen und Verstimmungen.

Allerdings haben auch pflanzliche Heilmittel ihre eigenen Nebenwirkungen, in diesem Fall Wechselwirkungen mit anderen Medikamenten (insbesondere bei Verhütungsmitteln, Blutverdünnungsmitteln und Krebsmedikamenten) und eine sogenannte Photosensibilisierung – also die Neigung zu geröteter Haut bei Sonneneinstrahlung.

Bei schwereren Störungen reicht die Wirkung von Johanniskraut nicht aus und es sollten unbedingt stärkere bzw. gezieltere Mittel eingesetzt werden.

Lithium & Co. bei bipolaren Störungen

Obwohl bipolare Störungen sehr schwerwiegend sein können, gibt es doch spezifische Medikamente, die zu einer erstaunlichen Besserung führen können.

Da ist zuerst einmal das Mineralsalz Lithium, das seit über 50 Jahren zur Stabilisierung von manisch-depressiven Schwankungen verwendet wird. Bis heute wissen wir nicht genau, wie es eigentlich wirkt, doch geht man davon aus, dass es die Nervenleitung stabilisiert. Allerdings muss bei Lithiumeinnahme regelmäßig der Spiegel im Blut bestimmt werden, damit das Mittel nicht überdosiert wird und zu starken Nebenwirkungen führt.

Mittlerweile gibt es eine ganze Reihe weiterer »Mood stabilizers« (stimmungsstabilisierende Mittel). Dabei sind zwei Hauptgruppen zu nennen, nämlich Mittel gegen Epilepsie und Mittel, die bei Psychosen eingesetzt werden (Neuroleptika).

Die regelmäßige Einnahme dieser Mittel führt zu einer erstaunlichen Besserung der Schwankungen und oftmals für viele Jahre zu einer Rückfallfreiheit.

Nun muss aber betont werden, dass Medikamente allein nicht genügen. Forschungen haben gezeigt, dass Menschen mit einer bipolaren Störung einen klaren Lebensrhythmus und viel Disziplin brauchen, um von Rückfällen verschont zu bleiben.

Basis ist das Gespräch (mit einem verhaltenstherapeutischen Schwerpunkt) und die Aufklärung über die Natur der Störung: Verständnis, Problem klären, Diagnose, Therapiemotivation.

Sodann geht es darum, aktuellen Stress abzubauen: beruhigen – mit Worten und Medikamenten.

Der Therapeut erarbeitet mit dem Patienten die Therapieziele: Welches Problem steht im Vordergrund? Wie kann ein geordneter Rhythmus gefunden werden, mit regelmäßigem Schlaf und regelmäßigen Mahlzeiten? Wie kann man tägliche Aufgaben bewältigen und verhindern, dass man plötzlich zu sehr gestresst wird?

In diesem Kontext wird die Langzeitmedikation ausgewählt, wobei der Arzt sorgfältig über Wirkungen und Nebenwirkungen informiert. Zu diesem Zweck gibt es heute viele hilfreiche Informationen im Internet.

Als letzten Punkt bespricht der Therapeut mit dem Patienten die Rückfallprophylaxe. Dabei geht es darum, die Symptome eines Rückfalls zu erkennen und rechtzeitig darauf zu reagieren. Da weiß etwa ein Mann, dass er aufpassen muss, wenn seine Frau ihm ständig sagt, er fahre zu schnell mit seinem Auto. Sie nörgelt nicht, sondern sie erkennt, dass die Übertretung der Geschwindigkeit Teil einer allgemeinen Beschleunigung und einer drohenden Manie ist. Zusammen mit seiner Frau und seinem Arzt vereinbart dieser Mann: Wenn das geschieht, dann muss ich meine beruhigende Medikation erhöhen und bewusst mein Leben »entschleunigen«.

Selbstmordgefahr erkennen

Eine Selbsttötung ist die schwerste Auswirkung einer Depression. Suizidgedanken sind häufig und es ist daher wichtig, diese anzusprechen. Hier einige Hinweise:

Hinweise auf Suizidgefahr

- Vorkommen von suizidalen Handlungen in der Familie oder in der näheren Umgebung
- Frühere Suizidversuche, direkte oder indirekte Suizidankündigungen
- Äußerung konkreter Vorstellungen über die Art, die Durchführung und Vorbereitungshandlungen zu einem Suizid oder aber »unheimliche Ruhe«
- Selbstvernichtungs-, Sturz- und Katastrophenträume
- Verlust jeglicher Zukunftsplanung

Krankheitsgepräge

- Beginn oder Abklingen depressiver Phasen
- Ängstlich-angetriebenes Zustandsbild, Einengung der Gefühle, Aggressionshemmung
- Schwere Schuld- und Versagensgefühle, Krankheitswahn
- Biologische Krisenzeiten (Pubertät, Wochenbett, Klimakterium, Altersbeschwerden)

- Lang dauernde oder unheilbare Krankheiten
- Alkoholismus oder Abhängigkeit von Tabletten

Umweltbeziehungen

- Zerrüttete Familienverhältnisse während der Kindheit, sexueller Missbrauch
- Verlust oder primäres Fehlen mitmenschlicher Kontakte (Liebesenttäuschung, Vereinsamung, Ausgestoßensein)
- Verlust der Arbeit, Fehlen eines Aufgabenkreises
- Fehlen eines Lebenssinns (sei dies im christlichen Glauben oder einer anderen tragenden Überzeugung)

Fragen zur Erfassung der Suizidgefährdung

- Suizidalität: Haben Sie schon einmal daran gedacht, sich das Leben zu nehmen?
- Vorbereitung: Wie würden Sie es tun? Haben Sie bereits Vorbereitungen getroffen? (Je konkreter, desto größer das Risiko.)
- Zwangsgedanken: Denken Sie bewusst daran? Oder drängen sich die Gedanken auf, auch wenn Sie es nicht wollen? (Sich passiv aufdrängende Gedanken sind gefährlicher.)
- Ankündigung: Haben Sie über Ihre Absichten schon mit jemandem gesprochen? (Ankündigungen immer ernst nehmen.)
- Einengung: Haben sich Ihre Interessen, Gedanken und zwischenmenschliche Kontakte gegenüber früher eingeschränkt, verringert?
- Aggression: Haben Sie gegen jemand Aggressionsgefühle, die Sie gewaltsam unterdrücken? (Diese werden gegen die eigene Person gerichtet.)

Umgang mit Selbstmordgefährdeten

Ansprechen von Selbstmordgedanken

Suizidgedanken gehören häufig zum Erscheinungsbild einer schwereren Depression. Oft werden sie aber aus Scham verschwiegen. Das selbstverständliche Ansprechen der Suizidgedanken erleichtert es dem Patienten, über seine innersten Nöte und Ängste zu sprechen. Die bedrohlichen Gedanken können dann mit dem Berater, Arzt oder Seelsorger distanziert gesehen werden. Die Last wird geteilt und Gegenmaßnahmen können erörtert werden.

Hinterfragen der Hoffnungslosigkeit

Selbstmord wird dann erwogen, wenn ein Mensch keinen anderen Ausweg mehr sieht. Das Besprechen der Situation aus der Sicht des Betreuers kann zu der Frage führen: »Ist meine Lage wirklich so ausweglos?« Der kleinste Hoffnungsschimmer kann den Suizidgefährdeten dazu bewegen, den Selbstmord wenigstens aufzuschieben.

Eine feste Beziehung anbieten

Das Gefühl, vom Gegenüber ernst genommen und unterstützt zu werden, kann den Gedanken an Selbstmord schwächen. Man kann dem Depressiven das Versprechen abnehmen, wenigstens bis zum nächsten Gespräch keinen Selbstmordversuch zu unternehmen. Zudem soll man ihm anbieten, jederzeit beim Auftreten von Suizidgedanken zu telefonieren. Diese Hotlines für ein Krisengespräch haben schon vielen Menschen in ihrer tiefsten Verzweiflung geholfen. In der Schweiz erreicht man die Telefonseelsorge über die Kurznummer 143. In anderen Ländern gibt es ebenfalls kostenfreie Nummern, etwa bei der Telefonseelsorge Berlin die Nummer 0800 111 0 111.

Hinzuziehen von Angehörigen

Die Angehörigen sollten angeleitet werden, die depressive Person nicht alleine zu lassen. Vielleicht kann sie bei einer bekannten Familie übernachten und eine Zeit lang mit andern mit leben, bis die Krise nachlässt.

Kurzfristige Maßnahmen

Der suizidale Mensch hat keine lange Perspektive – seine düsteren Gedanken bedrängen ihn andauernd. Er muss daher wissen, dass es nicht lange bis zum nächsten entlastenden Gespräch dauert – daher ist es wichtig, möglichst bald einen neuen Termin zu geben. Ganz wesentlich sind auch die medizinischen Maßnahmen: Medikamente können dazu beitragen, den »überhitzten Motor der Psyche zu kühlen«. Wenn ein Mensch nur schon wieder schlafen kann und sich nicht endlos hin und her wälzt, wird der suizidale Druck nachlassen. Zudem hat sich bei schweren Depressionen mit chronischen Suizidgedanken gezeigt, dass Medikamente das Suizidrisiko deutlich vermindern.

Klinikeinweisung

Wenn diese Bemühungen nicht ausreichen, ist eine Klinikeinweisung unumgänglich. Die Klinik bietet in akuten Krisen auch denjenigen Patienten zusätzliche Therapiemöglichkeiten, die sonst eher skeptisch sind (Psychiatrievorurteile, Glaubensgründe). Sie erhalten vermehrte Zuwendung, äußere Grenzen und damit Schutz und Zuflucht vor den als unerträglich empfundenen Lebensumständen und Ängsten.

III. Depression und Glaube

Auch der Glaube kann verdunkelt werden

»Ich komme einfach nicht mehr aus meinem Tief heraus. Wenn es mir gut geht, bereitet es mir keine Mühe zu beten, Gott zu loben und ihm zu danken. – Anders in einer Depression. Wie geht es weiter? Wie komme ich da wieder raus? Was mache ich falsch in meiner Beziehung zu Gott, dass ich mich immer mehr verkrampfe statt zu beten und keine Freude mehr an der Bibellese habe? So frage ich mich immer wieder. Als ich versucht habe, abzuschalten und im Gebet Ruhe zu finden, bekamen die Fragen erst recht Raum und Zeit, um sich auszubreiten. Eine Antwort blieb jedoch aus. Es ist wie auf einem Karussell, das sich immer schneller dreht. Das unaufhaltsame Kreisen wird zur Qual, aber abspringen kann man auch nicht.«

Während leichtere Depressionen das Leben nur mäßig überschatten, wird bei schweren Zuständen die Fähigkeit zunehmend eingeengt, die Gedanken willentlich zu ändern und zu steuern (sie drängen sich auf, »es« denkt in mir – bis hin zu sich aufdrängenden Todesgedanken). Erich Schick, der bekannte Theologe, hat in seinem Klassiker »Der Christ im Leiden« (S. 10) einmal geschrieben: »Es gibt innere Erlebnisse, die uns dazu bringen könnten zu denken, das Leiden sei nicht nur stumm in dem Sinn, dass es ihm unmöglich ist, sich der Außenwelt kundzutun, sondern auch in dem Sinn, dass es, je mehr es in der Tiefe fortschreitet, umso mehr auch die Kraft verliert, sich selbst zu verstehen, gleichsam mit sich selbst zu reden.«

Dies lässt uns besser verstehen, dass auch das Glaubensleben betroffen wird. Freude, Friede, Liebe, Geduld – zur Erfahrung dieser Gefühle braucht es das harmonische Zusammenspiel von Denken, Verhalten und Fühlen. Dies fällt reiferen und weniger belasteten Persönlichkeiten erheblich leichter als Menschen mit seelischen Nöten. Wer keine Freude am Leben hat, dem ist auch die Freude am Herrn und an seinem Wort verdunkelt. Oft kämpfen die Betroffen mit sich selbst und ringen um den Glauben wie ein Schiffbrüchiger, der sich verzweifelt an eine Planke klammert.

»Das Wasser geht mir bis an die Kehle!«

»Gott, hilf mir! Denn das Wasser geht mir bis an die Kehle. Ich versinke in tiefem Schlamm, wo kein Grund ist!« Dieser verzweifelte Hilfeschrei aus Psalm 69 spiegelt bis heute das Gefühl depressiver Menschen wider. Sie verlieren nicht nur den Boden unter den Füßen, sondern sie schreien auch zu Gott, ohne letztlich sicher zu sein, dass er sie auch hört.

Wenn gläubige Menschen an einer Depression erkranken, so leiden sie nicht nur an den allgemeinen Symptomen, sondern besonders daran, dass auch der Glaube, der ihnen sonst Halt gab, durch die depressive Symptomatik verdunkelt wird. Oft bringen sie ihr Versagen in Zusammenhang mit ihrem Glaubensleben.

Schuldgefühle treten häufig in einer Depression auf, ganz egal, ob jemand gläubig ist oder nicht. Schuldgefühle sind eine menschliche Grundreaktion und treten immer dort auf, wo ein Mensch seine Ideale nicht erfüllt und dieses Versagen schuldhaft erlebt. Doch für den gläubigen Menschen bedeutet es oft das Gefühl, von Gott getrennt, ja, von ihm »verworfen« zu sein.

Die schwarze Brille der Depression verzerrt auch die Beziehung zu Gott. Es ist, als würde ein Störsender die Verbindung zu Gott nachhaltig unterbrechen. Doch es wäre ein

Fehlschluss, aus dem sphärischen Rauschen im Empfänger zu schließen, dass die Radiostation nicht mehr existiert. Die Depression ist es also, die das Glaubensleben verdunkelt, nicht die Abwendung Gottes.

Viele Menschen leiten aus ihren Gefühlen ab, ob sie die Gegenwart Gottes verspüren. Sind die Gefühle nicht mehr da, so scheint auch Gott unendlich fern. Eine genaue Analyse der Symptome der Depression zeigt, dass sie einen wichtigen Nerv der Glaubenswahrnehmung treffen. Es gehört zum depressiven Kurzschlussdenken, wenn Patienten mir klagen: »Weil ich nicht genügend glaube, redet Gott nicht mehr zu mir!« Die Depression erschwert also das Glaubensleben und nicht umgekehrt.

Im Gespräch mit gläubigen Menschen höre ich immer wieder die folgenden Klagen und Selbstvorwürfe:

- »Depression ist Sünde (ein guter Christ ist nicht depressiv).«
- »Ich werde von Gott gestraft, weil ich mich versündigt habe«
- »Ich spüre Gottes Gegenwart nicht mehr.«
- »Ich habe keine Kraft mehr für Bibellese und Gebet!«
- »Ich habe so Angst vor anderen Menschen!«
- »Ich tue ja nichts für Gott verglichen mit anderen; ich bin ein nutzloses Werkzeug!«
- »Ich habe keine Hoffnung mehr!«

Symptome, die das Glaubensleben erschweren

Hinter diesen Klagen stehen nicht nur gedankliche Verzerrungen, Vorurteile oder falsche Konzepte. Sie werden direkt durch die depressive Symptomatik geprägt und in Worten des Glaubens ausgedrückt. Die folgende Tabelle zeigt einige Symptome, die das Glaubensleben erschweren:

Normales Erleben	Depression
Freude, gute Gefühle	Unfähigkeit, sich zu freuen
Selbstwert	vermindert, Selbstvorwürfe
Innerer Friede	Unruhe, Angst
Dank/Verehrung	Zweifel – Vorwürfe an Gott
Vertrauen – Schutz	Dämonische Einflüsse?
Gebet	»Gott hört nicht«
Gemeinschaft	Sozialer Rückzug
Gute Taten	Keine Kraft

1. Die traurige Verstimmung, der Verlust von Freude und Interesse führt auch zum Verlust der Freude an Gott und seiner Schöpfung.
2. Grübeln und zweifeln, innere Unruhe, sinnloses Gedankenkreisen können zum Verlust der Glaubensgewissheit führen.
3. Selbstvorwürfe, Schuldideen werden als Schuld vor Gott erlebt und können zur Angst vor dem Verlorensein führen.
4. Energiemangel, Entschlussunfähigkeit erschweren auch die christlichen Aktivitäten, die sonst selbstverständlich sind.
5. Angst und Rückzug von anderen Menschen führt zum Verlust der Gemeinschaft mit anderen Christen, die so nötig gebraucht würde.
6. Sorgen und Mangel an Perspektive nehmen die sonst vorhandene Zuversicht durch den Glauben.
7. Reizbarkeit und Überempfindlichkeit führen zu einem Verhalten, das der Betroffene und seine Umgebung nicht mehr als christlich empfinden.

8. Hoffnungslosigkeit und Todeswunsch werden manchmal durch Bibelverse unterstützt, die der Betroffene aus dem Zusammenhang reißt.

Die Not des Betens

Eine besondere Not ist das Gebet in der Depression. Die Betroffenen haben oft das Gefühl, ihre stammelnden Hilfeschreie würden an der Decke abprallen, verhallen im leeren Universum, werden von einem weit entfernten Gott zurückgewiesen. So schwach fühlen sie sich, so unsicher und voller Zweifel, dass kaum noch Energie da ist, sich an Gott zu klammern. Die Gebete des Zweifels sind »wie der Saft einer zertretenen Pflanze, die gerade noch an den Wurzeln des Glaubens festhält« (Bing Hunter).

Da ist nicht nur die Not des Betens, da ist sogar der Eindruck, das Gebet sei unwürdig und könne von Gott gar nicht angenommen werden.

Treffend wird dies im Gedicht des Theologen Heinrich Vogel ausgedrückt:

O Gott, mein Beten ist ja Fluchen!
Mein Fluchen ... Nein, es will Dich suchen!
Mein Suchen ... Nein, es will Dich fliehen!
Mein Fliehen ... Vater lass mich knien,
von Dir gefunden, überwunden.

Betrachtet man den Verlauf des Gebets, so wandelt es sich von einem furiosen Moll ganz allmählich in zarte, hoffnungsvollere Klänge, die anknüpfen an frühere Glaubenserfahrungen. Da ist die Erinnerung an den guten Hirten, der das Verlorene sucht, das Wissen um den gnädigen Gott, der den ehrlich Ringenden nicht verstößt.

Positive Aspekte des Glaubens

Es wäre also eine völlige Fehleinschätzung, würde man nur die Probleme des Glaubens in der Depression sehen. Immer wieder berichten mir Menschen über die Kraft, die sie während der Depression aus dem Glauben geschöpft haben. Drei Themen sind mir begegnet:

1. Glaubensvertiefung durch die Depression

- vermehrte Abhängigkeit von Gott
- Vertiefung des persönlichen Glaubens
- reifere Haltung gegenüber dem Leiden
- reifere Haltung gegenüber Leidenden

Was betrübst du dich, meine Seele und bist so unruhig in mir? Harre auf Gott, denn ich werde ihm noch danken, dass er meine Hilfe und mein Gott ist.

(Psalm 42,6)

Es dürstet meine Seele nach dir, mein ganzer Mensch verlangt nach dir aus trockenem, dürren Land, wo kein Wasser ist!

(Psalm 63,2)

2. Glaube als Schutz vor Verzweiflung und Suizid

- Hoffnung wider die drängende Hoffnungslosigkeit
- Angst vor Strafe bei Suizid
- Todeswunsch wird zur Ewigkeitssehnsucht ohne suizidale Eigenhandlung

Ich bin geworden wie ein zerbrochenes Gefäß ... Ich aber, Herr, hoffe auf dich! ... Meine Zeit steht in deinen Händen ...

(Psalm 31,13.15.16)

Auch wenn ich durchs dunkle Tal gehe, fürchte ich kein Unglück; denn du bist bei mir, dein Stecken und Stab trösten mich.

(Psalm 23,4;
Erster Teil des Verses: Formulierung des Autors)

3. Glaube als Quelle der Kraft in der Depression

- trotz Verzagtheit, Zweifel, Kraftlosigkeit
- Bibelstellen und Liederverse
- Ermutigung durch Mitchristen

Wohl den Menschen, die dich für ihre Stärke halten. Wenn sie durchs dürre Tal ziehen, wird es ihnen zum Quellgrund und Frühregen hüllt es in Segen. Sie gehen von einer Kraft zur anderen.

(Psalm 84,6-8)

Geduld lernen

Wohl die größte Herausforderung in der Depression ist es, den Mut nicht zu verlieren, auch wenn sich lange nichts zu bewegen scheint. Das Thema »Geduld« ist in der medizinischen und psychologischen Landschaft nicht unter den »Top Ten«. Die biologisch orientierte Medizin verfällt bereits nach wenigen Wochen in einen Aktivismus rund um Medikamente: Dosis erhöhen bis in abenteuerliche Höhen, Präparat wechseln im Rhythmus von vier bis sechs Wochen und Vorschläge von

Elektroschock oder transkranieller Magnetstimulation. Alle diese Methoden mögen ihren Platz haben. Fakt ist, dass kein noch so ausgeklügelter Test oder Biomarker die Dauer einer schweren Depression vorhersagen kann. Dazu kommt oft das händeringende Leiden der Betroffenen. Aktivismus prägt auch so manche psychologische Intervention, von der Verhaltenstherapie bis zur kognitiven Umstrukturierung.

Leider kenne ich bis heute keine Methode, die das Leiden wirklich abkürzen kann (selbstverständlich unter Berücksichtigung der grundlegenden Maßnahmen, die ich in diesem Leitfaden skizziert habe). Geduld ist also gefragt – Geduld mit sich selbst (für den Depressiven), Geduld mit dem Betroffenen (für die Angehörigen) und Geduld mit dem Patienten (für den Arzt). Der Schweizer Pfarrer und Seelsorger Hansruedi Bachmann hat einmal folgende Worte geschrieben, die mich oft begleiten:

> Geduld heißt, warten können auf die »Stunde Gottes«.
>
> Geduld heißt, leiden können, ohne zu erliegen.
>
> Geduld heißt, ein Ziel über lange Zeit nicht aus den Augen zu verlieren und jede Gelegenheit wahrzunehmen, einen konkreten Schritt auf das Ziel hin zu tun.
>
> Geduld heißt, in gespannter Erwartung vor Gott zu stehen.
>
> Geduld ist Entschlossenheit, die sich durch viele Widerstände hindurch bewährt.
>
> Geduld heißt, Menschen und Dingen und Situationen keine Gewalt antun, gerecht werden und dennoch keine Kompromisse eingehen.
>
> Geduld ist die Kraft darunterzubleiben, ohne darunterzukommen.

Hilfe für den Seelsorger

Die Depression eines Ratsuchenden bleibt nicht ohne Einfluss auf den Seelsorger. Er möchte dem Depressiven helfen und fühlt sich zum Teil für ihn verantwortlich. Wenn sich dann – wie so oft – kein sofortiger Erfolg einstellt, kann der Seelsorger von der Hoffnungs- und Hilflosigkeit des Ratsuchenden angesteckt werden. Die Gespräche werden zunehmend zu einer Belastung für ihn.

Ich möchte deshalb am Schluss dieses Kapitels einige Hinweise geben, wie man dieser Entwicklung gegensteuern kann.

1. Behalten Sie die Fakten über die Depression im Auge! Lassen Sie sich nicht von der momentanen Hoffnungslosigkeit des Patienten mitreißen!
2. Achten Sie nicht nur beim Patienten, sondern auch bei sich selbst auf depressive Denkfehler. Stimmen Ihre Gedanken mit der Bibel und mit der Wirklichkeit überein?
3. Lernen Sie, dem Leiden des Ratsuchenden mit einer gesunden Sachlichkeit zu begegnen. Akzeptieren Sie beispielsweise Tränen als Zeichen für die innere Not. Begrenzen Sie bewusst die Zeit für ein Gespräch, sonst wird es für den Kranken und für Sie selbst zur Überforderung.
4. Übernehmen Sie nicht die Verantwortung für Gedanken, Gefühle und Handlungen eines Patienten, die dieser selbst zu tragen hat. Sie können wohl Anstöße geben, aber eine Veränderung muss durch Gottes Gnade (und nach seinem Zeitplan) im Patienten vorgehen.
5. Setzen Sie sich nicht zu hohe Therapieziele. Denken Sie daran: Die Begleitung depressiver Menschen braucht viel Geduld und ist mit Rückschlägen verbunden.
6. Haben Sie den Mut, Ihre eigene Hilflosigkeit einzugestehen, und besprechen Sie ihre Schwierigkeiten in der Begleitung eines depressiven Menschen mit einem anderen Seelsorger.

7. Nehmen Sie sich genug Zeit für persönliche Gemeinschaft mit Gott und mit Ihrer Familie. Pflegen Sie Kontakt mit Freunden und gönnen Sie sich die Zeit für Hobby, Sport oder Musik.

Wohl die größte Ermutigung für jeden Arzt und Seelsorger ist es, wenn er von früheren Patienten hört, wie sie ihre Depression erlebt haben. Der innere Zerbruch durch eine schwere Depression führt oft zu einer vertieften Beziehung zu Gott und zum Wiederaufbau eines auch in der Not bewährten Glaubens.

Eine Frau mit einer lang dauernden Depression sagte mir vor Kurzem: »Ich möchte diese Zeit nicht missen. Gott hat meine alte stolze Natur zerbrochen und meinen Blick neu auf ihn ausgerichtet. In dieser Welt habe ich nichts, auf das ich mich verlassen kann, doch er bleibt fest. Manchmal habe ich Angst vor einer neuen Phase, Angst davor, dass mir meine Glaubensgewissheit wieder verdunkelt wird. Doch ich weiß, dass Gott mitkommt, auch wenn mein Weg wieder durch ein dunkles Tal führt.«

Glossar

BDI = Beck'sches Depressions-Inventar
DALY = Disability Adjusted Life Years
DSM IV = Diagnostisches und Statistisches Manual psychischer Störungen, vierte Revision
HAMD = Hamilton Depressionsskala
ICD-10 = International Classification of Diseases, zehnte Revision
Kognitiv = bezieht sich auf Denkvorgänge
Komorbidität = das Auftreten mehrerer Störungen bei der gleichen Person
MADRS = Montgomery-Asberg Depression Rating Scale
PMDS = prämenstruelle depressive Störung
PTBS = Posttraumatische Belastungsstörung
YLD = Years lost to disability

Literatur

Es ist außerordentlich schwer, aus den Tausenden Fachartikeln und Büchern zum Thema Depression Literatur auszusuchen, die für diesen kurzen Ratgeber verwendet wurde. Information ist im heutigen Zeitalter des Internets in kürzester Zeit veraltet und überholt von neuen Publikationen. Auf der anderen Seite sind »neue« Bücher und Artikel oft nichts anderes als Zusammenfassungen früherer Arbeiten. Somit finden Sie im Folgenden nur eine kurze Auswahl von deutschen Büchern zur Thematik. Der interessierte Leser kann sich jederzeit durch eine Internetrecherche eine Vielzahl von zusätzlicher Literatur erschließen.

Allgemein verständliche Bücher

- Bachmann H. R.: Hart und herrlich. Nachdenken im Leiden. Seewis: Verlag Scesaplana 2002.
- Flach F.: In der Krise kommt die Kraft. Das Geheimnis unserer seelischen Ressourcen. Freiburg: Herder 2003.
- Gehrig L.: Kiffen – Was Eltern wissen müssen. Zürich: Verlag Pro Juventute 2001.
- Grabe M.: Zeitkrankheit Burn-out – Warum Menschen ausbrennen und was man dagegen tun kann. Marburg: Francke 2005.
- Hell D.: Welchen Sinn macht Depression? Ein integrativer Ansatz. Berlin: Rowohlt 2006.
- Hell D.: Depression: Was stimmt? Die wichtigsten Antworten. Freiburg: Herder 2007.
- Jamison K. R.: Meine ruhelose Seele. Die Geschichte einer manischen Depression. München: Goldmann 1999.
- Josuran R., Hoehne V., Hell D.: Mittendrin und nicht dabei. Mit Depressionen leben lernen. Berlin: Econ Verlag 2001.
- Mess A. C.: Wenn die Hoffnung stirbt. Selbstmord - Hilfen für Angehörige und Mitbetroffene. Moers: Brendow 2003.
- Müller E. H.: Ausgebrannt. Wege aus der Burn-out-Krise. Freiburg: Herder 2001.

- Pfeifer S.: Der sensible Mensch. Leben zwischen Begabung und Verletzlichkeit. Witten: SCM R.Brockhaus, 7. Auflage 2009.
- Pfeifer S.: Die Schwachen tragen. Psychische Erkrankungen und biblische Seelsorge. Basel: Brunnen, 6. Auflage 2008.
- Pfeifer S.: Wenn der Glaube zum Konflikt wird. Wege zur inneren Heilung. Basel: Brunnen 2009.
- Rampe M.: Der R-Faktor. Das Geheimnis unserer inneren Stärke. Frankfurt: Eichborn 2004.

Fachbücher und Artikel

- Ajdacic-Gross V. et al.: Changing incidence of psychotic disorders among the young in Zurich. Schizophrenia Research 95:9–18, 2007.
- Asendorpf J. B.: Psychologie der Persönlichkeit. Berlin: Springer 2007.
- Beck A. T. et al.: Kognitive Therapie der Depression. Weinheim: Beltz 2001.
- Berg P. A.: Chronisches Müdigkeits- und Fibromyalgiesyndrom: Eine Standortbestimmung. Berlin: Springer 2003.
- Burisch, M.: Das Burn-out-Syndrom. Theorie der inneren Erschöpfung. Heidelberg: Springer, 3. Auflage 2006.
- Frick J.: Die Kraft der Ermutigung: Grundlagen und Beispiele zur Hilfe und Selbsthilfe. Bern: Huber 2006.
- Frommer J. et al.: Persönlichkeitsstruktur und subjektive Krankheitsvorstellungen neurotisch Depressiver. In: Der Nervenarzt 66:521–531, 1995.
- Gaab J. & Ehlert U.: Chronische Erschöpfung und Chronisches Erschöpfungssyndrom. Göttingen: Hogrefe 2005.
- Helmchen H., Rafaelsen O. J., Bauer M.: Depression und Manie. Wege zurück in ein normales Leben. Ein Ratgeber für Kranke und Angehörige. Stuttgart: TRIAS Georg Thieme Verlag 1998.
- Hillert A. & Marwitz M.: Die Burn-out-Epidemie, oder brennt die Leistungsgesellschaft aus? München: Beck 2006.
- Markowitz J. C. et al. Longitudinal effects of personality disorders on psychosocial functioning of patients with major depressive disorders. Journal of Clinical Psychiatry 68:186–193, 2007.
- Pitschel-Walz G. u.a.: Psychoedukation bei Depressionen. München: Urban & Fischer Verlag 2003.

- Reimers H.: Das heimatlose Ich. Aus der Depression zurück ins Leben. München: Piper 2007.
- Schramm E.: Interpersonelle Therapie der Depression. Stuttgart: Schattauer, 2. Auflage 2009.
- Solomon A.: Saturns Schatten – Die dunklen Welten der Depression. Frankfurt: Fischer 2001.
- Welter-Enderlin R. & Hildenbrand B. (Hrsg.): Resilienz – Gedeihen trotz widriger Umstände. Heidelberg: Carl-Auer 2006.
- Wolfersdorf M.: Krankheit Depression – Erkennen, verstehen, behandeln. Bonn: Psychiatrie Verlag 2000.